U0344988

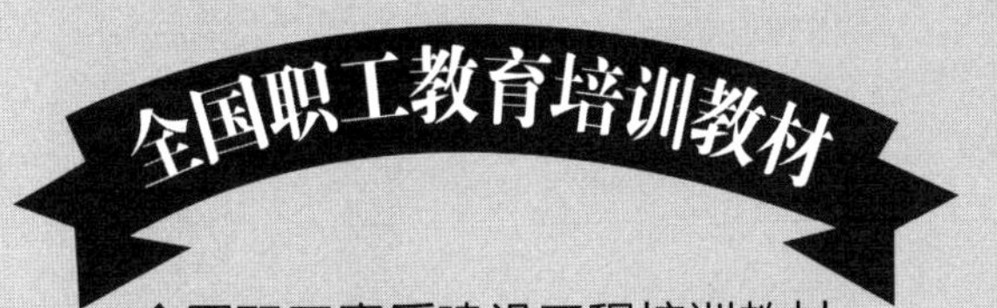

全国职工素质建设工程培训教材

人力资源和社会保障部

母婴护理员岗位专项能力培训教材

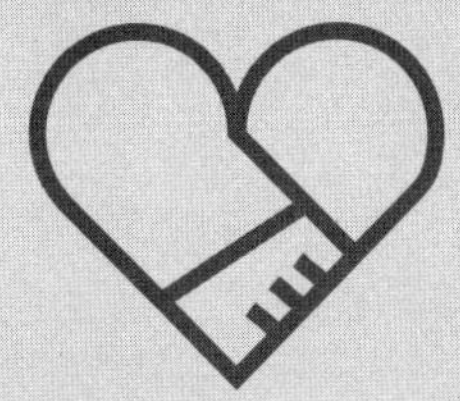

全国现代家政服务岗位培训专用教材

高级母婴护理师培训教材

（第3版）

全国现代家政服务岗位培训专用教材编写组 编

中国工人出版社

前 言

按照全国工会职工教育培训教材和课程开发规划的总体要求，中国工人出版社联合“红墙（R）”母婴品牌创始人陈辰，根据国家家政行业及岗位标准，对《高级母婴护理师培训教材》（修订版）进行了再次修订，形成《高级母婴护理师培训教材》（第3版）。

在修订过程中，作者从当前母婴护理市场需求出发，根据当前社会对该岗位能力的实际要求以及本行业专家多年的培训与实践成果，以人力资源和社会保障部（以下简称人社部）相应职业（岗位能力）标准为依据，阐述了高级母婴护理师的岗位职责、要求，新生儿护理，健康婴儿、先天性异常儿及早产儿的家庭护理，产褥期产妇护理和母乳喂养等方面应掌握的基本知识和技能。在婴儿护理及产妇护理部分，还编配了相应的图片和视频，并附有婴儿不同时期的发育特征表和月子餐制作食谱等。全书体系完善、条理清晰、切合实际、实操性强、文字通俗，兼具科学性和实用性。

在《高级母婴护理师培训教材》（第3版）中，增加了母婴护理实操视频67个，如婴儿的营养需求及喂养方式、婴儿日常护理、母乳喂养、婴儿常见疾病的观察和护理等，母婴护理常见问题解答视频50个，便于学员学习。

本教材自2012年出版以来得到了读者的广泛认可，已成为全国现代家政服务岗位培训专用教材，相关从业人员参考用书。同时，本书作为全国工会系统“全国职工素质建设工程”指定培训教材，学员经过学习培训并通过考试，可获得人社部和中国家庭服务业协会颁发的“月嫂师资”岗位专项能力证书。

目 录

第一部分 高级母婴护理师岗位介绍

第二部分 婴儿护理

第三部分　产妇护理

附　录

第一部分

高级母婴护理师岗位介绍

- 母婴护理行业的发展前景
- 高级母婴护理师岗位描述与基本职责
- 高级母婴护理师的服务场所及护理时间
- 高级母婴护理师从业的基本条件
- 高级母婴护理师的职业道德及职业意识要求
- 高级母婴护理师的职业服务及职业礼仪要求
- 高级母婴护理师上岗前的注意事项及与客户沟通的基本原则

第一章
高级母婴护理师岗位概况

本章学习目标

1. 明确高级母婴护理师的含义，了解高级母婴护理师的职责范围。
2. 了解高级母婴护理师的服务对象、服务时间及服务内容。
3. 了解母婴护理市场状况及发展前景。

一、岗位描述

随着月嫂市场的发展，为满足一般家庭和月子会所更高层次的服务需求，高级母婴护理应运而生，是重要的家政服务岗位。

母婴护理师应具备一定的职业道德水平和服务技能，能根据产妇和新生儿的生理特点和生活需求，熟练地对其进行生活方面的常规照看和护理；对新生儿及产妇的常见生理现象及疾病有一定的了解和掌握，对产妇的营养需求有所了解，能够满足正常情况下产妇和新生儿的基本生活护理要求。

高级母婴护理师是具备了一定的理论知识水平、积累了较多服务经验，具备了较高的职业道德水平，经过深度培训，具备了较高服务技能的专业母婴护理人员。其服务对象主要是一些追求高品质服务的产妇和新生儿，也可以是身体状况不佳，需要特殊照顾的产妇或新生儿。

高级母婴护理师的岗位能力体现在：具备了良好的服务意识和职业道德水平，掌握相应的产妇和新生儿护理理论知识和妇女产后恢复的服务技能，对产妇营养需求有较好的了解，能根据产妇和新生儿的生理特点及生活需求，熟练地对其进行生活方面的全方位照看和护理；善于对产妇和新生儿常见疾病或异常情况进行妥善处理，并善于根据产妇的身体情况，搭配和制作各种营养食谱。

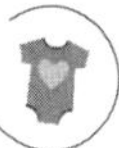

二、岗位基本职责

高级母婴护理师不同于护士和保姆，其职责除了为新生儿和产妇生活进行照护，还应包括以下几个方面：

（一）产妇和新生儿的生活起居照顾，包括换洗、清洁、饮食、喂养和安抚。

（二）产妇常规营养餐的制作。

（三）正确母乳喂养方法的指导。

（四）对产妇进行乳房护理，并指导正确的保养方法。

（五）产妇及新生儿常见疾病的观察、辨别和正确处置。

（六）产妇常规保健按摩及护理，指导产妇练习产后操。

（七）新生儿游泳、抚触，新生儿脐带消毒。

（八）婴儿早教及安抚。

（九）产妇心理疏导。

（十）督导需要用药的产妇按时服药及就医。

和普通母婴护理师相比，高级母婴护理师所掌握的基本理论应更多更深，服务技能也应更熟练，两者的具体区别如下：

表 1　母婴护理师与高级母婴护理师的区别

序号	比较项目类别	母婴护理师（月嫂）	高级母婴护理师
	服务技能		
1	母婴基本生活照顾和护理	熟练掌握，基本知道操作的理由	非常熟练，并能从理论上解释这样操作的原因
2	婴儿抚触	掌握基本操作技能	熟练掌握抚触技能，并了解原理及注意事项
3	婴儿游泳	掌握基本操作技能	熟练掌握技能
4	乳房护理	不要求	掌握基本技能
5	产后修复技能	不要求	掌握常用手法
6	营养餐的制作	生活食谱	根据产妇身体情况安排营养食谱
7	医学护理技能	不要求	掌握常用方法

续表

序号	比较项目类别	母婴护理师（月嫂）	高级母婴护理师
	理论知识		
1	生产过程	常规基本知识	相对深度的知识
2	新生儿的基本知识	基本掌握	较全面掌握
3	新生儿的发育特点	基本了解	较全面掌握
4	新生儿的营养需求	基本了解	较全面了解
5	新生儿常见病的观察和处理	基本了解	较全面掌握
6	新生儿早教和智力开发	不要求	掌握常用方法
7	婴儿病理性特点	不要求	了解常见情况
8	产妇身体的变化及临床表现	基本了解	较全面了解
9	产褥期护理知识	大致了解	全面掌握
10	母乳喂养知识	知道概念	掌握原理
11	乳房知识	大致了解	基本掌握
12	产后修复原理	不要求	基本了解
13	产后营养知识	大概了解	基本掌握
14	有关中医理论知识	不要求	有所了解
	上岗实操		
1	服务内容	科学的生活护理为主，兼顾其他	科学的生活护理，产后康复，婴儿早教，营养指导
2	服务对象	普通人群	对护理要求高的人群
3	服务场所	家庭	家庭或月子会所

三、服务场所及护理时间

高级母婴护理师的服务场所可以是产妇家里，也可以是月子会所、月子中心或其他月子服务机构。大多数情况下，高级母婴护理师是以上门服

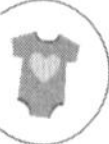

务的形式为客人提供服务。但随着社会的进步，各种形式的专业月子服务机构越来越多，这些专业的月子服务机构是职业高级母婴护理师需求的主要场所。

护理时间可以根据产妇的生活习惯及身体状况，或者根据服务场所而定。如果是在产妇家里提供服务，则应按照产妇及婴儿的护理需求，提供24小时的专业服务。如果是在专门的月子会所，其服务时间则根据会所的服务级别和服务程序进行安排。

四、行业的发展前景

母婴护理师（俗称月嫂）这一职业是由“月子保姆”“月子护理员”的习惯称呼延伸而来的。随着社会变革和人们生活方式的改变，这个行业也发生了深刻变化，逐渐发展成为一个有较大市场需求、较高专业技能要求的新兴服务行业。该行业从20世纪末至今已经发展了四十多年，其工资水平从刚开始时的每月2000元左右，增加到现在的七八千元，甚至上万元，工作内容也越来越细化。然而，母婴护理市场的现状还很不规范，国家相关部门目前还没有出台统一的服务标准和服务规范，这就让一些不规范的家政公司有了生存的土壤，从而导致很多产妇和新生儿得不到专业化、规范化的护理。一方面，由于市场需求的增长，使得母婴市场的行情水涨船高；另一方面，母婴护理服务从业人员的服务技能和职业修养还远没有达到与高价位收费相符的水平。这就使得市场对从传统月嫂服务中派生出来的“高级母婴护理”的需求迅速增长。这一岗位的出现，弥补了传统月嫂在服务技能和服务素质方面的不足，更重要的是，顺应了市场发展的需要，满足了现代人对高品质生活的需求，是一种生活方式的转变。全国日益兴起的月子会所服务模式，对母婴护理师和高级母婴护理师的需求将会越来越大。

中国社会正处于转型期，城镇化建设步伐不断加快，很多新型的行业都在不断产生，专业母婴护理作为一个独立的行业，将会越来越受到全社会的关注。从中央到地方的相关部门，陆续出台了一系列政策，鼓励剩余劳动力从事母婴护理行业，并要求加大对相关人员的培训力度。在各级政府的相关政策指导下，在各专业培训机构的努力下，一大批高质量母婴护理专业从业者将逐渐成为该行业服务主体，母婴护理行业将得到更加有序、规范、健康的发展。

思考与练习

1. 母婴护理市场现状以及未来发展趋势如何?
2. 高级母婴护理师与传统的月嫂有什么区别?
3. 高级母婴护理师的岗位职责是什么?
4. 高级母婴护理师的服务对象是谁?

第二章
高级母婴护理师岗位要求

本章学习目标

1. 了解高级母婴护理师岗位的基本要求和服务标准。
2. 了解高级母婴护理师的岗位规范。
3. 了解合格的高级母婴护理师的标准。

一、基本从业条件

高级母婴护理师必须具备以下几个条件：

（一）身体健康，富有爱心和耐心，无不良习惯，不吸烟，吃苦耐劳。

（二）年龄在55周岁以下的女性，愿意从事母婴护理行业，为人正直，心地善良，无不良记录。

（三）具备大专（或相当于大专）以上文化程度，有一定的学习和理解能力，有很好的动手操作能力。

（四）具备城市生活必需的生活技能。

（五）具备一定实践经验，不仅应熟练掌握母婴护理师岗位所要求的各项技能和知识，同时还必须学会根据不同阶段的产妇情况，制订合理的月子膳食计划，具备对产妇和新生儿常见疾病的观察和预防能力；在中医理论方面，必须了解经络理论基础知识，能掌握常见穴位的正确位置，并能较熟练地对产妇及新生儿进行一些常规的保健按摩。

二、职业道德及职业意识要求

（一）职业道德要求

母婴护理人员的职业道德是指其在从事服务工作时必须遵循的与其本

职业活动紧密联系的行为准则。作为一名母婴护理人员，如果在工作岗位上不讲职业道德，不仅难以胜任本职工作，还会损害社会风气。因此，母婴护理人员的职业道德水平如何，从某种意义上说，体现着一座城市、一家服务企业、一段历史时期的精神风貌和道德水准。

高级母婴护理人员职业道德规范的主要内容如下：

1. 遵守法律、法规，遵守社会公德，遵守公司的各项规章制度。

2. 讲信誉，重承诺，守信用，努力用自己的一言一行真诚服务，赢得客户的信任。

3. 爱岗敬业，尽职尽责，提供主动、热情、耐心、周到的服务，维护公司良好的形象。

4. 努力学习科学护理的相关知识，不断提高业务水平和服务质量。

5. 讲究文明礼貌，尊重客户，不擅自动用客户的贵重物品，不提过分要求，不打听和泄露客户隐私。

6. 杜绝不良习惯和行为，不做非分之事和有悖道德规范之事，对工作中的失误勇于承担责任。

（二）职业意识要求

作为一名职业的高级母婴护理师，必须具有追求完美的服务精神，将顾客的心理感受作为服务的标准，给顾客最大限度的方便就是最好的服务。要树立为客户服务的思想，在服务过程中要有服务意识、客户意识、质量意识和信誉意识。

1. 服务意识

服务意识体现在必须严格按照企业有关规定履行岗位职责。在仪容仪表、行为举止、言谈称呼、服务操作等方面做到位。要将心比心，认真倾听客户的意见，按客户的需求提供服务。此外，高级母婴护理师要不断开拓、创新服务观念，在实践中不断增强自身的竞争优势。

2. 客户意识

要具有客户意识，首先必须了解客户的真正含义。在某些人的头脑中，客户只是消费者的代名词。在他们看来，客户就是来购买劳务服务的一般人群。把客户等同于普通消费人群是一种认知误区，必须正确认识选择服务的客户。如果母婴护理人员有了这种认识，就能理解自己所从事的工作的价值和工作责任。只有在任何时候、任何场合都为客户着想，其所提供

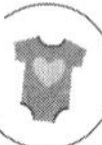

的服务才是发自内心的。

3. 质量意识

服务质量是指在相应的工作范围内、相对的工作时间内完成服务工作的效果，具体包括服务技能、护理知识、沟通技巧等。服务质量的特征，体现在以下几个方面，即功能性、安全性、时间性、舒适性、文明性、满足性。母婴护理人员要不断提升服务质量，除提升自身综合业务能力，自觉抵制行业及外界不良影响，最关键的是要提升自身的文化素质。

4. 信誉意识

信誉就是生命。对母婴护理工作来说，信誉来自母婴护理人员的一言一行、一举一动、仪容仪表、服务程度和服务态度等方面。母婴护理人员的主要工作就是为客户提供舒适、便捷、安全、卫生、完善的服务，最大限度地满足客户的需求。客户满足的程度越高，母婴护理人员的信誉程度就越好。一名信誉良好的高级母婴护理师，最重要的是具有爱心、诚心、细心，并使客户享受到舒适、安全和家人般关爱的护理。高级母婴护理师的信誉是靠其优质服务争取来的。如果母婴护理人员处于精神饱满的最佳状态，会提供客户满意的优质服务；如果精神状态不好，心情不佳，服务就会大打折扣。因此，一名合格的高级母婴护理师要有信誉意识，以客户满意为准则。

三、职业服务及职业礼仪要求

（一）职业服务要求

高级母婴护理师必须遵从“5S 服务标准”：微笑服务、规范服务、即时服务、个性化服务和满意服务。

1. 微笑服务

微笑可以让本来容易产生抑郁情绪的产妇在精神上得以放松，从而跟护理人员的交流和相处更加融洽，很多不愉快都是因为相互理解不够而产生的。所以，在服务过程中时刻保持灿烂的笑容非常重要。

2. 规范服务

作为一名高级母婴护理师，首先必须从专业化的角度掌握各种操作规范和流程，每项服务的动作及语言都按照规定标准执行。需要注意的是，规范化是指操作流程和服务程序的规范化，而不是服务内容的刻板化和服务态度的僵硬化。

3. 即时服务

对提供服务的最佳时机作出准确判断，力求提前感知客户需求，并选择恰当时机提供服务。做客户之所需甚至是做客户之所想，是指当客户需要服务的时候，能及时提供服务，当客户可能需要服务的时候，能为客户想到要提供服务，而不是当客户不需要的时候提供服务。

4. 个性化服务

针对不同客户的不同需求，创造性地提供相应的服务，这是服务专业化的具体体现。高级母婴护理师必须根据产妇及婴儿的具体情况，有针对性地提供相应的服务，而不是按照僵硬的程序来提供服务。比如，营养餐的配制，需要根据不同产妇的体质情况而定；催奶服务，也要根据乳房状态来进行。这与服务的规范化并不矛盾，其本身正是规范化服务的体现。

5. 满意服务

倡导做到两个“在”：当客户不需要服务时，感觉自由自在；当客户需要服务时服务无处不在。这是“无声服务”和“有声服务”的合理运用，让客户时刻感受到服务恰到好处，是站在顾客的角度提供让其满意的服务内容。

（二）职业礼仪要求

1. 着装

着装整洁干净，按季节穿衣，最好有职业装，佩戴服务胸卡，不化妆、不佩戴饰物。

2. 语言

语言温和、礼貌，音量适中，用语规范。注意控制自己的情绪，在任何情况下说话都要温和。

3. 操作

操作前要主动向产妇问好，解释操作过程，询问产妇情况，了解产妇心理状态。

4. 融洽

要主动向产妇和其家属问好，耐心询问产妇的情况，对产妇提出的问

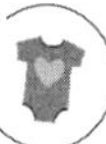

题及时给予答复。

5. 头发

头发要整齐，前不过眉，后不过肩，散发及过肩长发必须戴发网。发卡应为浅色，不应使用颜色夸张或黑色的发卡，发卡应别在帽子的后面。

四、上岗前的注意事项

无论是为产妇还是为婴儿提供护理服务，专业母婴护理人员上岗或操作前都必须注意以下事项：

（一）面试或初次与客户见面时，要向客户展示证件并双手送递。

（二）上岗或者操作前，要沐浴更衣，不能佩戴首饰及手表，不能化妆。

（三）手机设置成振动状态，并且不能边抱孩子边接听手机。

（四）不要打听客户的家庭情况。

（五）进入客户卧室时，要轻敲门示意。

（六）不能旁敲侧击索要红包。

（七）每天要认真填写工作记录单。

（八）工作环境有变化及婴儿、产妇出现异样情况时，要及时告知家属及上级主管。

注意：无论每次的上岗对于自己是第几次，对客户来讲，是她第一次接受服务。所以，永远要饱含激情地对待客户生命中的第一次，不能够有丝毫懈怠。

五、跟客户沟通的基本原则

成功有效的沟通，可以让客户更容易接受，服务的过程也会更加顺畅。作为一名高级母婴护理师，在与客户沟通方面应有更高的标准和要求。雇主与护理师之间产生矛盾，很多时候往往是沟通出现了问题。所以，与客户保持良好的沟通，跟掌握过硬的服务技能一样重要。要做到成功有效的沟通，需要做好以下几个方面的工作：

（一）提高自身素质

首先应该从自身的基本素质做起，学会文明用语，礼貌待人。改变自身以前的不良习惯，做一名有素质的公民。因为每个人的成长经历和成长环境都不一样，其习惯是长期养成的，不容易一朝一夕改过来。而我们从事的是服务性行业，必须具有该行业人员应该有的基本素质，做一名具有职业道德的文明护理人员。

（二）留下好的第一印象

第一时间获得客户的认同是开始良好服务的关键。如何给客户留下好的第一印象呢？

首先，在服务前必须好好检查自己的衣着穿戴。不穿奇装异服，也不打扮得花枝招展，着装要得体而大方，符合职业习惯。如果是在月子会所等机构工作，一定要穿职业装或工作服；如果是在客户家里工作，有条件的话也要尽量穿工作服，如果没有，则着装应干净整洁，朴实大方。

其次，要说好第一句话。用礼貌平和的语气跟客户打招呼，表现出自己应有的外在礼貌和内心自信。

最后，举止得体。到客户家不要东张西望，也不要小动作不断。说话时一定要看着对方的眼睛，仔细倾听客户的要求，然后做出恰当的回答。

（三）拥有良好的心态

工作过程中，要保持良好的心态。要做到愉快工作，首先，要调适自己的心态。社会生活中人与人之间心态也会相互影响。当看到别人比自己生活得好时，难免有些自卑或失落；当看到不如自己的人时，难免有些得意或庆幸。因此，母婴护理人员应始终保持快乐、健康的心态，生活上要向低标准看齐，工作上要向高标准看齐。只有这样才能向上奋进，不断提高，增加成功的机会，提升生活的幸福感。

其次，要调整自己在工作中的心态。无论从事什么工作，在工作中都应该有一个正确的心态。作为高级母婴护理师，这一点尤为重要。试想，如果每天带着痛苦的心情面对客户，那将给客户带来不好的体验，要谨记，社会分工没有高低贵贱之分，自己从事的是一项高尚的职业，是给千家万户带来快乐的职业。因此，母婴护理人员在入户服务时，一定要时刻保持愉快、乐观的心态，只有这样，才能不断给客户提供充满爱心的服务。

（四）同理心，将心比心

每一个添加新成员的家庭，都是幸福而繁忙的。新生命的降临，给全家都带来了快乐，同时也带来了很多新的工作。以前平稳有序的生活一下子被打乱了。作为高级母婴护理师，应该理解客户的快乐和烦恼，在力所

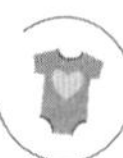

能及的情况下，尽量为客户解决一些服务以外的实际问题。在客户由于心情或别的原因表达欠妥时，你也应该有包容心。尤其是有些产妇本来就有不同程度的抑郁情绪，高级母婴护理师更应该表现出爱心和宽容心，不跟客户争吵和对抗。

（五）“四多”“两少”沟通方法

“四多”：多听，多问，多用乐观的语调，多用非语言沟通。

“两少”：少用“我”字。在与客户沟通过程中，一般不用“我”字，过多地强调“我”，容易引起客户的反感。最好多用“我们”“咱们”等，尽量缩短与客户的心理距离。少反驳客户的意见。客户的标准也许有所不同，但在内心里也一定要认同“客户的话永远有道理（在不违反国家法律、法规的前提下）”。最好不直接告诉客户“你这不对”，因为反驳客户就等于驱赶客户。

总之，跟客户沟通是一门学问。这门学问掌握得好，可以让你事半功倍；掌握得不好，会使你处处碰壁。所以，作为高级母婴护理师，一定要重视和提高与客户沟通的能力。

思考与练习

1. 高级母婴护理师在服务过程中需要注意哪些问题？
2. 服务行业的“5S 服务标准”是什么？
3. 高级母婴护理师上岗前需要注意什么？
4. 如何跟客户进行有效的沟通？

第二部分　婴儿护理

- 新生儿的定义及类别
- 婴儿的发育特点
- 婴儿的营养需求及喂养方式
- 婴儿非疾病的多种异常状况
- 满月婴儿的发育特点及指标
- 婴儿家庭护理环境及物品的准备
- 婴儿日常护理
- 婴儿常见疾病的观察和护理
- 婴儿早教和智力开发
- 婴儿出行安全
- 先天性异常婴儿及早产儿的护理

第三章
婴儿护理基础知识

本章学习目标

1. 了解新生儿的定义，熟悉新生儿的类别。
2. 掌握新生儿的发育特点。
3. 了解新生儿的营养需求，熟悉各种喂养方式的特点。

第一节　新生儿的定义及类别

从出生到28天的婴儿被称为新生儿。婴儿是指从出生至11个月的宝宝。根据不同的指标，可以将新生儿划分为不同的类别。

一、根据胎龄分类

（一）早产儿：胎龄不满37周出生的婴儿。

（二）足月儿：胎龄在37周至42周出生的婴儿，各项生理指标正常。

（三）过期产儿：胎龄超过42周出生的婴儿。

二、根据体重分类

（一）正常体重儿：出生体重为2500~3999克的新生儿。

（二）巨大儿：出生体重大于或等于4000克的新生儿。

（三）低出生体重儿：出生体重小于2500克的新生儿。

（四）极低出生体重儿：出生体重为1000~1499克的新生儿。

（五）超低出生体重儿：出生体重小于1000克的新生儿。

三、根据出生后周龄分类

（一）早期新生儿：指出生后 7 天以内的新生儿。

（二）晚期新生儿：指出生后第 2 周至第 4 周末的新生儿。

新生儿足月出生，体重正常，适于胎龄，无异常情况，为正常儿。如果存在各种异常情况，如低体重儿、早产儿或患有疾病等，均为高危儿。

第二节　婴儿的发育特点

一、新生儿的生长指标及生理特点

（一）外表特征

新生儿刚生下来时头部大小占整个身长的 1/3，腿部和胳膊都很细小，肚子鼓，小脸由于被羊水浸泡有很多褶。健康的足月新生儿，肤色红润，皮下脂肪丰满，哭声洪亮，有吸吮、吞咽和拥抱反射。有的新生儿脸部容易长湿疹，有的鼻部会堆积黄色粟粒疹，有的皮肤容易出现干燥症状，特别是手、脚部位，这些都将会自然痊愈和消失。新生儿头发有的很浓密，有的没有头发。另外，出生 3 天以后，皮肤会渐渐出现黄疸现象，这也十分普遍。

由于血液循环系统还不健全，新生儿的血液容易淤积于下肢，从而导致其出现上半身发白、下半身发红的现象。特别是在躺下的时候，手脚容易发紫，如果抱起来，新生儿手脚的颜色便会恢复正常。

（二）体重

正常新生儿出生时体重为 2500～4000 克，女婴略轻。最初 3 个月每周增加 200～250 克，4～6 个月每周增加 150～180 克，7～9 个月每周增加90～120 克，10～12 个月每周增加 60～90 克。称量时应注意安全，用台秤较好。

体重计算方法：出生后 1～6 个月婴儿体重（克）= 出生体重+月龄×600-衣物重量。

（三）身长

身长是指从头顶到足跟的距离。正常新生儿出生时身长 47～53 厘米，平均身长为 50 厘米，女婴略矮。第一年大约增长 25 厘米。

（四）坐高

坐高是指从头顶到臀部的距离，正常新生儿约为33厘米。

（五）头围

头围是指从前额到脑后最突起处一周的长度，正常新生儿为33~35厘米，出生后前半年增长8厘米，后半年增长3厘米。头围过大或过小都要引起注意，有必要时可到医院做进一步检查，以排除异常情况（如脑积水、小头畸形等）。小孩满月时，头围平均增加2~3厘米。

（六）胸围

胸围是指乳头下缘绕肩胛角下缘一周的距离，正常新生儿出生的胸围大约为32厘米，比头围小1~2厘米，至12个月时与头围相当。

（七）囟门

正常新生儿前囟门平软，斜径约为2.5厘米，如果出生后摸不到囟门或有凹陷、饱满，则为异常。后囟门在出生后3个月内闭合。

（八）脐部

脐带被剪断后慢慢干燥，不久后自然脱落。在这段时间里，应注意保持脐部清洁。

（九）生殖器

女婴出生后数天，外阴有时会出现一些白色分泌物甚至少量出血，这是对母体内激素的反应所致，通常数天后会自然消失。男婴刚出生时，几乎都是包茎，这是正常现象，不需要将包皮往回拉，也不需要做专门的清洗，更不必切割包皮。轻轻碰触阴囊时，会感觉到阴囊内有2颗丸状物，这是睾丸。有少数男婴刚出生时睾丸在腹中，在以后的日子里会自然下降。

（十）腹部

婴儿的腹部像青蛙那样随呼吸起伏，吃奶后会微微隆起，胸部呈现圆锥形，肋骨呈水平状，呼吸主要靠腹肌和横膈膜。

（十一）嘴

婴儿的舌头位置不妨碍吸吮和进食，遇到乳头会很自然地吸吮，这是先天反应。

（十二）眼睛

有的婴儿出生不久就可以睁开眼睛，有的仍闭着眼睛，有的眼睑肿胀或鼓起。这是由于分娩时产道挤压所致，肿胀在几天内就会消退。初生的婴儿视力很差，不能聚焦，不过他会慢慢调整，可以将被视物放在新生儿正前方20~30厘米处。不可忽视婴儿眼部的分泌物，因为这可能是中度感染的征兆，叫作黏性眼，应及时找医生治疗，不要随便给新生儿使用眼药水或药膏。

（十三）乳房

男婴和女婴在出生时乳房都有肿大的现象，有时可能会有少量的乳汁产出，这是母体内激素作用于胎儿所致，稍后会自然恢复正常，不能给婴儿挤乳头。

（十四）体毛

婴儿出生时，体表有不同程度的体毛，叫作胎毛。有些婴儿出生时只有头上有一层浅浅的绒毛，而有些婴儿肩上到脊背都有一层浓浓的毛。这些情况都属于正常现象，浓毛很快都会褪掉。

（十五）呼吸

新生儿呼吸比较快，有时节律不规则。正常新生儿安静状态下呼吸频率为每分钟40~60次。

（十六）心率

新生儿心率比较快，每分钟140次左右。

（十七）体温

新生儿体温一般在36~37摄氏度，由于婴儿体温调节功能尚不完善，体温容易随环境温度的变化而有所变化。新生儿皮下脂肪较薄，体表面积产热大，亦容易散热，因此要注意保暖，尤其是在冬季。

（十八）大便

新生儿一般在出生后12小时开始排便。胎便为墨绿色黏稠糊状物，这是胎儿在子宫中吞入羊水中的胎毛、胎脂、肠道分泌物而形成的大便。出生后2~3天内可以排净。人工喂养的婴儿排便为淡黄色或灰色，便中可有奶瓣，多为成形便。而母乳容易消化，母乳喂养的婴儿每日排便3~7次，多为金黄色糊状物。有的婴儿则2~3天或4~5天才排便一次，但粪便并不干结，仍呈软便或糊状便，排便时要用力屏气，面部涨红，这是母乳喂养的婴儿常有的现象，俗称为“攒肚”。

（十九）小便

新生儿一天的尿量很少，为10~30毫升，颜色微黄，不染尿布。在出生后36小时之内排尿属于正常。随着摄入的母乳水分增多，尿量逐渐增加，每天可以达到10次以上，日总量可达100~300毫升，满月前后可达250~450毫升。婴儿尿的次数多，也是正常现象，不要因为婴儿尿多就减少母乳。

（二十）睡眠

新生儿期是人一生中睡眠最多的时期，每天可达16~17小时，即新生儿一天70%的时间都在睡。其睡眠周期约45分钟，随着婴儿成长会逐渐延长。

二、新生儿的能力发育

（一）视觉

新生儿目光能短暂追视距眼睛20厘米左右的物体，喜欢看人脸，尤其是妈妈的笑脸、差别鲜明的影像、对比强烈的色彩、简单的线条图，如红球、黑白分明的靶心图、条形图等。偶尔会出现内斜视。

新生儿睡觉时，每2~3小时会醒来一次，当新生儿睁开眼睛时，成人可以在其眼前20厘米处放一红色圆形玩具，以引起新生儿的注意，然后上、下、左、右移动玩具，新生儿会慢慢移动头和眼睛追随玩具。在睡醒时，新生儿的眼和头一般都有不同程度注视和追随移动物的能力。

（二）听觉

新生儿已有声音的定向力，并且听觉很敏感。喜欢听妈妈的心跳声及音调高的声音。听到悦耳的声音会停止啼哭，听到强的噪声易使其受到惊吓、呼吸频率改变、哭闹，并转向与发声源相反的方向。能辨认一些声音，并将头转向熟悉的声音。

为促进新生儿听力发展，在喂奶或护理等新生儿醒着的时间随时随地用亲切的语调与新生儿说话，还可以给新生儿播放旋律优美的音乐，摆动音响柔和的玩具，给予其听觉和视觉刺激。

（三）痛觉

受到痛刺激后出现全身或局部反应，如哭闹。

（四）动作

新生儿的手有反射性握持功能，但大部分时间呈握拳状，拇指可在拳内（内收）或拳外。有时将手放进嘴里，不能准确控制双手。俯卧时头可稍微抬起 1~2 秒，仰卧时头总是转向一侧。

（五）嗅觉

新生儿已有气味辨别能力，能辨认妈妈乳汁的气味，并会对刺激性气味表示厌恶。当他闻到一种熟悉的气味时，有心率加快、活动量改变的反应，并能转向气味发出的方向。

（六）温冷觉

当新生儿进入较冷的环境中，会有哭叫、发抖等反应，当身体某部位受到冷或热的刺激时会大哭。

（七）触觉

新生儿对不同温度、湿度、物体的质地和疼痛都有触觉感受能力，以嘴唇周围最为灵敏。触觉是婴儿认识世界及和外界交流的主要方式。新生儿从生命的一开始就已经有触觉，习惯了子宫内的环境，出生后自然喜欢紧紧贴着身体的温暖环境，喜欢柔软的衣服和被子。轻柔的抚摸和拥抱会使新生儿感到舒适和安全，不喜欢被粗鲁地摸、抱。当新生儿哭时，父母应将其轻轻抱起并轻拍其背部，这一过程充分体现了满足新生儿触觉安慰的需要。

（八）味觉

新生儿有非常好的味觉辨识能力，知道酸、甜、苦、咸等味道，尝到咸、酸、苦等味道时有不愉快的表情，如喝酸橘子水时会皱起眉头。新生儿天生喜欢甜味。

（九）语言与交流

新生儿用不同方式的哭来表达自己的需求，哭是其与成人交流的方式。除因尿湿、饥饿、不适等哭闹外，也会因希望被陪伴和关注而啼哭。

正常新生儿的哭声响亮而婉转，生病的新生儿的哭声常常高、尖、短促、沙哑或微弱，如遇到这种情况应该尽快找医生诊治。正常新生儿的哭有很多原因，如饥饿、口渴或尿湿等，在入睡前或刚醒时还会出现不明原因的哭闹，一般在哭后都能安静入睡。

大多数新生儿哭时，如果把他抱起来竖靠在肩上，他不仅可以停止哭闹，而且会睁开眼睛。如果父母逗引他，他会注视交流。一般情况下，通过和新生儿面对面说话，或把手放在其腹部，或按握住他的臂，大多数新生儿经过这种安慰可以停止哭闹。

三、婴儿的生理反射

健康的婴儿出生后，受到刺激就会有一些无意识的反射动作出现。医生通常会利用这些反射来检查婴儿的健康状况，并了解其中枢神经系统发育情况。但这些反射在一定时间后就开始逐渐被有意识的动作所取代。

（一）角膜反射

婴儿眼前突然出现亮光或有东西碰到眼睛时会眨眼，被称为角膜反射。

（二）瞳孔反射

当亮光对着婴儿眼睛时，眼球最中心的黑圆点会收缩，被称为瞳孔反射。

（三）拥抱反射

婴儿仰卧在检查台一端，托住头颈，若此时突然轻轻放低头部，使头向后倾10~15度，新生儿会出现两臂外展伸直，继而屈曲内收到胸前呈拥抱状，被称为拥抱反射。拍击新生儿头部附近床垫，也会引发拥抱反射(打惊)。

（四）觅食反射

嘴边区域稍碰一下，就会把头转向刺激的方向，有明显的吸吮动作，被称为觅食反射。觅食反射可帮助婴儿寻找乳房或奶瓶，在出生头几个星期消失，被自主性的头部转动取代。

（五）吮吸反射

将乳头或其他物体放入婴儿口中，婴儿会有吸吮动作，被称为吮吸反射。

（六）巴宾斯基反射

当足底被抚摸时，新生儿会张开并弯曲脚趾，此现象被称为巴宾斯基反射，是神经系统发育正常的指标。一般在8个月到1岁时消失。

（七）握持反射

握持反射是指弯曲手指抓紧触碰到手心的物体的现象。如果把手指放在婴儿的手心，他会抓得很紧。这种抓紧的力量足以支撑婴儿整个体重。

（八）摩罗反射

巨大的声响或头部位置的突然变化导致婴儿向外甩胳膊，背呈弓形，然后两只胳膊并拢，好像去抓什么东西，被称为摩罗反射。它在出生时存在，是神经系统发育正常的指标。

胳膊动作和背部变化在4~6个月后消失，但是当遇到突然的声响和身体失去支撑时继续表现出的惊吓反射不会消失。

（九）游泳反射

浸入水中的婴儿四肢会主动划动，下意识地屏住呼吸（因此给身体一定浮力），称为游泳反射。它在出生时存在，后来消失，是神经系统发育正常的指标。游泳反射将使婴儿在水面漂浮一段时间。

（十）踏步反射

抓住婴儿的腋下让他保持直立的姿势，并让他的足部踏在坚实的表面上，婴儿就会出现走路的姿势。这种反射在3~6周后就会自然消失。

（十一）放置反射

这个反射跟踏步反射非常相似。将婴儿抱直，让他的脚碰触桌边，婴儿会抬起脚好像要踩着桌面一样。手臂也有相同的反射，当婴儿的手臂碰到桌边时，他会举起手臂。

（十二）爬行反射

婴儿趴下时，会抬高骨盆，双膝置于腹部下方好像在爬一样。当婴儿踢脚时，会出现类似爬行的姿势，但这并非真正的爬行。当婴儿的双脚能伸直躺平时，就不再有这个姿势了。

四、婴儿的不同状态

（一）安静睡眠

安静睡眠时，婴儿的脸部会放松，眼睑闭合，呼吸均匀，全身除偶然的惊跳和极轻微的嘴动外，没有其他的活动。婴儿完全处于休息状态，这时候最不容易唤醒。

（二）活动睡眠

活动睡眠时，新生儿的眼睛通常是闭着的，但偶然短暂地睁一下，眼皮有时颤动。经常可以见到眼球在眼皮下快速运动。呼吸不均匀，时快时慢。手臂、腿和整个身体时有轻微的抽动。脸上常见到微笑或作出怪相、皱眉等表情，有时出现吮吸动作或咀嚼动作。

（三）安静觉醒

安静觉醒时，婴儿的眼睛通常睁得很大，明亮发光，很少活动。此时，婴儿表现得很机敏，喜欢看东西、看人脸、听声音，甚至还会模仿大人的表情，这种状态一般出现在吃过奶、换过尿布后。

（四）活动觉醒

活动觉醒时，婴儿活动增加，眼和脸部活动也增加，会环视周围环境并发出一些简短的声音。有时运动很剧烈，甚至出现自发的惊跳。这种状态一般由强烈的内部刺激引起（如饥饿、寒冷、疼痛等），也可由强烈的外部刺激引起（如被放进小床或从嘴里移走乳头等）。

（五）哭

婴儿哭时常伴有四肢有力地活动，眼可张开或紧闭，脸有时涨得通红。哭是婴儿和他人交流的方式，他用哭来表示意愿，希望爸爸妈妈能满足他的要求，如饿了、尿了或身体不适等。还有一种没有什么原因的哭，一般出现在睡前，婴儿哭一会儿就睡着了；也可出现在刚睡醒时，哭一会儿后进入安静觉醒状态。

（六）瞌睡

瞌睡状态通常出现在刚醒后或入睡前，婴儿的眼睛通常半闭半睁，眼皮颤动，眼睛闭上前眼球可能会向上滚动。有时出现微笑、皱眉或噘起嘴唇等动作。目光变得呆滞，反应迟钝，对声音或图像表现茫然，常伴有惊跳。这是介于睡和醒之间的过渡状态，持续时间较短。

第三节　婴儿的营养需求及喂养方式

一、新生儿的营养需求

（一）热能

热能是人体不可缺少的能量。新生儿的基础代谢、活动、生长、消耗、排泄等，都需要热能。新生儿出生后第一周，每日每千克体重需60~80千卡热能；出生后第二周，每日每千克体重需81~100千卡热能；出生后第三周及以上，每日每千克体重需100~120千卡热能。

（二）蛋白质

足月新生儿每日每千克体重需2~3克蛋白质。

（三）氨基酸

赖氨酸、组氨酸、亮氨酸、异亮氨酸、缬氨酸、蛋氨酸、苯丙氨酸、苏氨酸、色氨酸是新生儿每天必须摄入足量的9种氨基酸，其摄入程度要根据实际情况决定。

（四）脂肪

脂肪每天总需要量占总热量的45%~50%。母乳中不饱和脂肪酸占51%，其中75%可被吸收。亚麻脂酸和花生四烯酸是必需脂肪酸。亚麻脂酸缺乏时，会出现皮疹和生长迟缓现象；花生四烯酸可合成前列腺素。

（五）糖

足月儿每天需糖（碳水化合物）12克每千克体重。母乳中的糖均为乳糖。

（六）矿物质、常量元素及微量元素

钠：即氯化钠，能提供人体必需的钠。新生儿通过母乳吸收营养，包括钠。因此，乳母喂奶期间不宜吃得太咸，但也并不是越淡越好，因为新生儿的生长同样需要一定量的钠。

钾：新生儿对钾的需要量，可从母乳和配方奶中得到满足。

氯：氯随钠、钾吸收。

钙、磷：母乳中的钙，有50%~70%在新生儿肠道中被吸收。新生儿对磷的吸收一般比较好，不易缺乏。

镁：镁和钙相互作用、相互影响。镁缺乏时影响钙的平衡，因此，要保证婴儿对镁的需要量。

铁：母乳中铁的含量不高，一般足月儿铁的储存量仅供4~6个月使用。母乳喂养的新生儿，如果妈妈在孕期就缺乏铁，新生儿就可能出现铁储备不足。对于早产儿，铁的储备量更少，只够出生后8周所用，如果不及时补充，则会出现缺铁性贫血，乳母膳食中要增加铁的摄入。贫血重的新生

儿，满月后可以补充铁剂。

锌：新生儿很少缺锌，一般不需要额外补锌。头发所测得的发锌不能代表目前体内锌的情况。因此，不要以头发的锌含量衡量是否缺锌，头发的锌含量低不代表血锌也低，应结合血锌综合考虑。

（七）维生素

新生儿是否缺乏维生素，要根据产妇在孕期的身体状况进行判断。一般健康孕妇分娩的新生儿，很少缺乏维生素，因此不需要额外补充。如果孕妇妊娠期维生素摄入严重不足、胎盘功能低下或发生早产，新生儿就可能缺乏维生素D、维生素C、维生素E和叶酸，所以，要根据新生儿维生素的缺乏程度，及时给予补充。

维生素K：维生素K缺乏，可引起新生儿自发出血症或迟发维生素K缺乏出血症。尤其是纯母乳喂养的新生儿，发生的概率比较大。早产儿肠道菌群生成较晚，肝功能发育不成熟，容易出现维生素K缺乏。

维生素D：虽然新生儿出生时体内储存了一定量的维生素D，但是如果不能在室外接受足够的阳光，又不能通过食物摄入，新生儿可能会出现维生素D缺乏性手足搐搦症和佝偻病。

维生素E：一般新生儿不需要补充维生素E，但早产儿需要补充。

新生儿的营养摄取途径主要有三种方式，即母乳喂养、人工喂养和混合喂养。

二、哺乳指导

母乳是新生儿的最佳食物，母乳喂养的原则是实施“三早”：早开奶、早接触、早吮吸。

产妇分娩后半个小时即可尝试第一次喂奶，这样能让孩子更早地吃到初乳，获得天然的免疫。现在，很多医院都会在产妇分娩后让母婴同室、同床，通过婴儿本能地寻找母亲的乳头吮吸，帮助刺激产妇尽快分泌乳汁。同时，心理学家认为，在出生后3天内被母亲抱过的新生儿，以后其情绪更容易稳定。

正确的哺乳姿势要做到“三贴”，即胸贴胸、腹贴腹、下颌贴乳房。

三、人工喂养

人工喂养是指在不能进行母乳喂养的情况下，完全给婴儿用配方奶的喂养方式。

（一）器具及消毒

使用配方奶喂养新生儿时，可供选择的器具很多，但无论使用哪一种，都要进行严格消毒。

1. 奶瓶及消毒

奶瓶是婴儿喂养不可缺少的工具，每次婴儿吃奶之后都应将奶瓶进行清洗和消毒，以消灭残留在奶瓶里的细菌。

具体步骤和做法是：将奶瓶冲净，分别洗一下奶嘴和瓶身，再用小刷子把残余物刷净。然后将奶嘴翻转过来，看看吸孔有没有堵塞。最后用清水冲洗一遍，并给奶瓶和奶嘴消毒。

2. 消毒方法

消毒时，可以采用以下方法：

（1）煮沸消毒法。具体做法是将奶瓶和其他喂奶的工具放入一口深锅中，使工具完全浸在水中，然后煮沸 10~15 分钟。

（2）消毒剂消毒。将奶瓶和其他喂奶的工具放入一个大的容器中，加水盖过其高度，放入消毒剂（固体或液体均可），然后浸泡 30 分钟。

（3）蒸汽消毒机消毒。只需加入水就可产生足够的蒸汽来为奶瓶消毒，大约需要 10 分钟。

（4）微波消毒装置。奶嘴和连接盖不要放入微波炉内消毒，但使用前必须先确定奶瓶和其他工具可以用微波消毒。

（二）喂养步骤和方法

1. 怎样选择配方奶

6 个月内的婴儿由于各种原因不能母乳喂养时，可选用其他乳品喂养。最常用的乳品为配方奶粉。鲜牛奶中不仅含有不易消化吸收的大分子酪蛋白，而且其蛋白质和矿物质含量比母乳高 2~3 倍，直接喂养不易被婴儿消化和吸收，还会增加婴儿未发育成熟的肾脏的负担。

有质量保证的婴儿配方奶粉是除母乳外比较适合婴儿的乳品。配方奶粉中乳清蛋白与酪蛋白的含量为 1:14 时较接近母乳，钙与磷、钠与钾比例适宜，不饱和脂肪酸和必需脂肪酸含量较高，强化了核苷酸、维生素 A 和维生素 D、胡萝卜素、铁、锌、碘等婴儿生长必需的营养素，弥补了牛奶的不足。但应注意观察食用配方奶粉的婴儿的生长情况，并防止劣质奶粉造成婴儿营养不良。

目前市场上销售的配方奶主要分为两类。

（1）普通配方奶粉

适用于母乳不足的正常体重足月儿，从奶源上又可细分为牛奶粉与羊奶粉。

（2）特殊配方奶粉

针对部分宝宝的特殊体质或者特定时期所需而特别定制配方的奶粉。

①部分水解配方奶粉

适用于有过敏风险或消化不良的宝宝。

②深度水解配方奶粉

适用于对牛奶蛋白过敏的宝宝。

③氨基酸配方奶粉

适用于诊断和治疗牛奶蛋白过敏的宝宝。

④低乳糖配方奶粉

适用于胃肠功能不良的宝宝，如早产儿。

⑤无乳糖配方奶粉

适用于急性腹泻，特别是轮状病毒性胃肠炎及先天性乳糖不耐受者。用麦芽糖糊精等代替乳糖，其营养效果与普通配方奶相同。

长时间腹泻时可引起肠黏膜受损，并伴随肠黏膜表面乳糖酶损失，在治疗腹泻的同时，采用无乳糖配方奶，利于腹泻期间营养素的吸收，腹泻好转后，肠黏膜修复需要一定时间，所以建议无乳糖配方奶粉使用2周或更长，症状缓解后再换成普通奶粉，长时间喂服无乳糖奶粉使肠内缺少乳糖分解的营养物质，不利于营养的吸收。

⑥特殊医学用途婴儿配方奶

包括无乳糖、乳蛋白部分水解、乳蛋白深度水解、氨基酸、早产儿/低出生体重儿配方、母乳营养补充剂、氨基酸代谢障碍配方。

2. 冲奶方法

（1）将水烧开后冷却至40摄氏度，倒入消过毒的奶瓶。

（2）使用奶粉桶里专用的小勺，根据标示的奶粉量舀起适量的奶粉，注意奶粉是平勺而不是超过小勺或不足一勺。

（3）将奶粉放入奶瓶，双手轻轻转动奶瓶或在水平面轻晃奶瓶，使奶粉充分溶解。

（4）将冲好的奶粉滴儿滴在手腕内侧或手背，测试奶温温热即可。

3. 如何喂食

（1）爱抚。为了增进婴儿跟妈妈之间的感情交流，护理师可以在调好配方奶后指导产妇自己喂食。爱抚是喂奶的第一步。喂奶前，让产妇先将婴儿轻柔地抱起，解开或掀起上衣，让婴儿贴近产妇的胸，产妇望着婴儿的眼睛。在喂食之前，轻声和婴儿说话、微笑，这些都有助于增进婴儿和妈妈之间的感情。

（2）千万不要在没人照看的情况下，让婴儿独自用奶瓶吃奶，以免导致其呛奶或窒息。

（3）在喂奶时注意保持奶瓶倾斜，让奶嘴中充满奶，这样可以避免婴儿吸到空气。

（4）喂奶时，让婴儿在护理师的怀抱里稍稍倾斜 30 度。如果婴儿平躺着，可能会造成吞咽困难，甚至呛奶。

（5）当婴儿吃饱后，护理师要将婴儿竖抱，婴儿头靠在自己肩部或轻轻地拍拍婴儿的背部，帮助其将在吃奶过程中进入胃里的气体排出，防止婴儿胀气和溢奶。无论是竖抱还是拍嗝时间不宜超过 3 分钟，避免造成抱睡。

（三）人工喂养的注意事项

配方奶中含蛋白质和矿物质较多，所以用配方奶喂养的婴儿需要适当喂一些水来补充代谢的需要。一般婴幼儿每日每千克体重需 120~150 毫升水，如 6.5 千克的婴儿，每日需要的水量是 770~975 毫升（包括喂奶量在内）。

在炎热季节里、环境温度高、婴儿有口渴的表示、包被太厚、体温升高或皮肤出现汗疱疹时，可在两顿奶之间喂一些水，每日 2~3 次即可。

四、混合喂养

奶瓶清洗消毒、配方奶冲调

混合喂养是指在母乳不够的情况下，用配方奶作为补充，来提供婴儿营养的一种喂养方式。混合喂养有两种方法，即补授法和代授法。

（一）补授法

补授法是指在喂完母乳后再补充其他乳品的喂养方式。其好处是可以避免婴儿在先吃了配方奶后，因为没有饥饿感、不愿意吸吮母乳而导致母乳分泌进一步减少，同时也有利于刺激母乳分泌，保证婴儿得到足够的营养。但不足之处是，容易造成婴儿消化功能紊乱，不利于消化，有时还会引起婴儿错觉。掌握不好便会让婴儿拒绝某一种喂养方式，选择母乳或奶瓶。

（二）代授法

代授法是指用配方奶或其他乳品替代1次或数次母乳喂养的喂养方式。一般在新妈妈没有上班之前，不提倡经常采用这种喂养方法，因为这样会减少母乳的分泌量。

不建议将母乳挤出掺和配方奶一起喂养。

首先，婴儿的吸吮比人工挤奶更能促进母亲乳汁的分泌。

其次，如果冲调配方奶的水温较高，会破坏母乳中含有的免疫物质。

再次，这样做不容易掌握需要补充的配方奶的量。

最后，母乳喂养不但让婴儿得到其他乳类中没有的营养素和免疫物质，而且通过母婴直接皮肤接触，可以使婴儿心理得到满足，更利于建立良好的亲子关系。

由于母乳具有优势，要尽量多喂母乳，配方奶加多少，应视婴儿的食量而定。

五、婴儿的食量和喂养频率

判断母乳喂养的婴儿是否吃饱的依据主要如下。

（一）喂奶时可听见婴儿的吞咽声（连续几次到十几次）。

（二）乳母有下乳的感觉。

（三）尿布24小时湿6次及以上。

（四）婴儿大便软，呈金黄色糊状，每天2~4次。

（五）在两次喂奶之间，婴儿很满足、安静。

（六）婴儿体重平均每天增加18~30克或每周增加120~210克。

（七）婴儿吃奶的时间和频率大致如下：

时间：每次喂养的时间以15~20分钟为宜。

频率：新生儿期每天喂奶 7~8 次。

母乳喂养的新生儿吃饱的表现为：每天吃 8~12 次奶，吃奶时有节律地吸吮伴有吞咽声。每次吃奶后（5~10 分钟后）会轻松地吸吮一段时间以自我安慰，然后将乳头松开，安静睡 1~3 个小时，醒后还能玩耍一会儿。出生后第三天开始每 24 小时有 6 次以上小便及 3 次以上大便。值得提示的是，观察新生儿是否吃饱以观察小便为主。母乳含水量高达 88%，配方奶含水量也达 80%，喝奶多就尿得多。

无论母乳喂养还是人工喂养，监测新生儿体重增长情况是判断其是否吃饱的客观指标。如果孩子出生 7~10 天后，体重每周增加 125 克以上或满月时增加 600 克以上，表示新生儿摄入的奶量已能满足其生长发育需要。

第四节 婴儿常见问题

一、打喷嚏

新生儿偶尔打喷嚏并不是感冒的表现，因为新生儿鼻腔血液的运行较旺盛，鼻腔小且短，若有外界的微小物质如棉絮、绒毛或尘埃等的刺激，便会打喷嚏。这也是婴儿代替手自行清理鼻腔的一种方式。

婴儿突然遇到冷空气也会打喷嚏，除非婴儿已经流鼻涕了，否则不用担心，也不用给婴儿服用感冒药。

二、打嗝

打嗝是一种极为常见的现象，尤其多见于新生儿，是由于小儿神经系统发育不完善所致。膈肌是人体中一块很薄的肌肉，它不仅分隔胸腔和腹腔，而且还是人体主要的呼吸肌。膈肌收缩时，扩大胸腔，引起吸气；膈肌松弛时，胸腔容积减少，产生呼气。

新生儿由于神经系统发育不完善，控制膈肌运动的植物性神经活动功能易受外界因素影响。当婴儿受到轻微刺激，如吸入冷空气、进食太快等，就会发生膈肌突然收缩，从而迅速吸气，声带收紧，声门突然关闭，而发出“嗝”声。随着婴儿的成长，神经系统发育逐渐完善，打嗝现象也会逐渐减少。因此，家长不必为小婴儿打嗝而惊恐。婴儿打嗝时，可以喂些温开水，或者抱起轻轻拍背部，打嗝便可止住。

三、肤色变化频繁

新生儿血管收缩功能和体循环不健全，因此肤色的变化非常频繁。天冷时手脚会稍稍有点儿发紫，而哭泣时则会满脸通红，有时甚至因为睡眠姿势的关系，身体两侧或上下半身也会出现不同的肤色，这些都属于正常现象。若新生儿出生后2~3天皮肤变黄，但过7~10天后就逐渐消退，则为生理性黄疸。

但是如果新生儿出生后24小时内出现皮肤发黄，且迅速加重，则可能是病理性黄疸，需及时交由医生进行诊治。

四、肢体蜷曲

由于子宫内的空间限制，孕晚期胎儿的动作大都是头向胸，双手紧抱于胸前，腿蜷曲，手掌紧握的姿势。出生后头、颈、躯干及四肢会逐渐伸展开来。所以婴儿常有小腿轻度弯曲、双足内翻、两臂轻度外转、双手握拳或四肢屈曲等状态。

一般情况下，排除大脑或神经发育方面的问题，只要等神经系统发育进一步成熟，这些状态都会自然矫正。

五、马牙颗粒状

新生儿的齿龈边缘或在上颚中线附近，常会有一点一点的乳白色颗粒，表面光滑，少的可能1~2颗，多的可能有数十颗。这是由于当胚胎发育至6周时，口腔黏膜上皮细胞开始增厚形成牙板，这是牙齿发育最原始的组织。在牙板上细胞继续增生，每隔一段距离形成一个牙蕾并发育成牙胚，以便将来能够形成牙齿。当牙胚发育到一个阶段就会破碎断裂并被推到牙床的表面，即我们俗称的“马牙”或“板牙”。

一般这种情况在出生2周左右就可以自行吸收，不能用针去挑或用布擦，以免损伤黏膜，引起感染。

六、体重减轻

有些新生儿在出生1周后体重往往会减轻，这是因为新生儿的进食量还没有形成规律，加上每天排出的大小便，呼吸代谢及由皮肤排出肉眼看不出的水分等，造成体重在出生后3~4天会减轻，减轻的量可能多达出生时体重的10%。不过随着新生儿对环境的适应，到了第8~9天这些丢失的体重就会补回来。若10天后体重仍未恢复的话，应该去医院就医。

七、头总是向一边歪

有的婴儿在睡眠姿势固定或固定注视某物时，头有向一边歪的偏好，但在检查时，头部向两侧的活动又不受限，这属于正常情况。如果婴儿脖子总歪向一侧，向另一侧活动受限，提示神经肌肉系统可能有问题。常见原因有以下几种。

（一）先天性肌性斜颈。这是因一侧胸锁乳突肌发生纤维性挛缩形成的。检查显示婴儿的病侧颈部有一个圆形或椭圆形的肿块，直径为2~3厘米，质地较硬，可以移动，触之不痛，表面皮肤正常，抚之不热，孩子的头向有肿块的一侧倾斜，病侧耳接近锁骨，颜面不正，下颌和面部转向无肿块的一侧，形成斜颈。

（二）中枢神经系统异常或周围神经病变引起的一侧肌张力增高。此时应对婴儿做全面的体格和神经系统检查，包括全身姿势和肌张力、肌力与运动、神经反射等方面，以便早期诊断、治疗。

（三）其他应鉴别的有新生儿锁骨骨折、软组织挛缩症等。

八、惊跳或四肢抖动

新生儿在睡眠时会有惊跳，这种情况在浅睡眠时比深睡眠时多。当突然被碰触或听到一个很响的声音时，新生儿很容易受惊，可出现四肢和下颌的抖动，并容易哭泣。这些无意识、不协调的动作是由大脑皮层下中枢支配的，在新生儿期出现并无病理意义，这是由于新生儿神经系统发育不成熟所致。此时，只要用手轻轻按住新生儿身体的任何一个部位，就可以使他安静下来。

但如频繁出现，应注意是否为神经系统兴奋性增高，并注意与新生儿抽搐或惊厥动作相区别。此时，应仔细观察新生儿是否容易被激惹，哭闹后是否容易安慰，并打开包被，观察其自然姿势和自发动作。正常足月儿肢体均有一定张力，以屈肌占优势，故四肢保持在屈曲状态，自发动作常舒展、徐缓。婴儿突然出现的肌张力改变，持续性的伸肌强直、肢体某一部位反复迅速地抽搐、阵发性痉挛，轻微的惊厥，眼球水平位或垂直位的震颤、偏斜，眼睑反复抽动、眨眼等动作，均具有病理意义，应及时转神经科诊治。

九、溢奶

婴儿在出生3个月内，贲门肌肉仍未发育健全，此时的贲门就像是一个还不能很好控制收缩的瓶口，并且新生儿的胃容量也较小，容易引起胃内的奶汁倒流。因此，在出生几个月内，婴儿都会或多或少溢出奶汁，尤其是在喂奶后、哭闹多动的时候。因此当产妇喂完奶后，竖抱婴儿片刻或者采取侧卧位，可以减少溢奶情况。

正常溢奶溢出的奶水是白色的，并且是从口中慢慢地流出，若奶水是强力喷射出来的、喷出量很多，或是吐出带有胆汁的物质则为异常，需及时就医。

十、女婴阴道出血

女婴在出生后1周内，经常可以见到阴道有些许的血性分泌物或黏液流出，就像白带和月经一样。

事实上这是由于胎儿时期在母体内受到雌激素的影响，而出生后体内的雌激素大幅下降，使子宫及阴道上皮组织脱落，是一种正常的生理现象。

十一、下巴抖动

由于新生儿神经系统尚未发育完全，所以抑制力较差，常有下巴不自主抖动的情况，家长不必担心。

若是寒冷季节，则需要注意婴儿的下巴抖动是否为保暖不足引起。另外，若伴随其他异常症状，则可能是病症。

十二、呼吸不规律

新生儿的呼吸运动很浅而且没有规律，呼吸频率较快。在出生后的前两周，呼吸频率每分钟在40次以上，有的新生儿也可能多达80次，这些都属于正常现象。这是由于新生儿肋间肌较为柔软，鼻咽部及气管狭小，肺泡适应性差所造成的。由于呼吸运动主要是靠横膈肌肉的升降完成，所以新生儿以腹式呼吸为主，胸式呼吸较弱。又因为新生儿每次呼气与吸气量都比较小，不足以满足身体的需求，所以呼吸频率较快，属于正常的生理现象。

若是早产儿或肺部发育较差的婴儿因缺氧而脸色发青时，可以刺激婴儿哭泣，促使肺泡张开，增加换气量。

十三、斜视

斜视也就是两个眼球移动不能协调。一般而言，新生儿早期眼球尚未固定，看起来有点儿斗鸡眼，而且眼部的肌肉调节不良，常有短暂性的斜视，这属于一种生理现象，也称为假性斜视。

这种情况好发于脸形宽阔、鼻梁扁平的新生儿，父母可以在家里自行观察。若受到光照时，婴儿两眼的瞳孔反光点位置是一致的，即为假性斜视，并不需要治疗处理。否则便需要就医诊断。

十四、憋气或鼓劲

新生儿的肠管较长，约为身长的 8 倍（成人仅为身长的 4.5 倍），小肠相对较长，分泌面积及吸收面积大，故可适应较大量的流质食品。小肠吸收好，通透性高，有利于母乳中免疫球蛋白的吸收，但也易对其他蛋白分子（牛乳、大豆蛋白）产生过敏反应。

新生儿咽入的空气 2 小时后可达回肠，3~6 小时到达结肠，并均匀地分布于整个大小肠，因此肠管平时含有大量气体，经常呈膨胀状态。同时，因新生儿生长发育快，需要大量的营养物质，肠内细菌含有各种酶，能水解蛋白，分解碳水化合物，使脂肪皂化，溶解纤维素，合成维生素 K 和 B 族维生素，也会产生气体。此外，新生儿腹壁较薄，腹肌无力，因此，受肠管胀气影响，新生儿常出现“憋气（鼓劲）”现象，正常情况下多表现为腹部饱满。这是新生儿的正常生理现象，无须特殊处理。

十五、脱皮

几乎所有的新生儿都会有脱皮的现象，不论是轻微的皮屑，或是像蛇一样的脱皮，只要婴儿饮食、睡眠都没问题就是正常现象。脱皮是由于新生儿皮肤最上层的角质层发育不完全，容易脱落。此外，新生儿连接表皮和真皮的基底膜并不发达，使表皮和真皮的连接不够紧密，也容易造成表皮脱落。这种脱皮的现象全身部位都有可能出现，但以四肢、耳后较为明显，只要在洗澡时使其自然脱落即可，无须特别采取保护措施或强行将脱皮撕下。

但如果脱皮并有红肿或水疱等其他症状，则可能为病症，需要就诊。

十六、乳房增大

孕妇怀孕时体内雌激素与催乳素等含量逐渐增多，到分娩前达最高峰。这些激素的功能在于促进母体的乳腺发育和乳汁分泌，而胎儿在母体内通过胎盘也受到这些激素的影响。因此不论男婴或女婴的胸部都会稍微突起，有些甚至会分泌少许乳汁，俗称“新生儿乳”。这些都属于正常现象，不需要治疗。

在胎儿离开母体后，来自母体激素的刺激消失，胸部也会自然趋于平坦。因此，不要刻意地去挤压新生儿乳头，以免引起感染。

十七、体温波动

新生儿的体温调节中枢尚未发育完善，因此调节功能不好，体温的波动也较大。新生儿的体表面积较大（按照体重比例计算），皮下脂肪又薄，如果衣物穿少了可能会导致体温过低，穿多了还可能引起暂时性的轻微发热。因此，要保持新生儿体温正常，应让新生儿处于通风及温度适中的环境。

若新生儿有轻微的发热，注意他的衣物是否宽松舒适，过1小时再测量体温，一般以测量肛温最为准确。

第五节　满月婴儿的发育特点及指标

一、身体发育

满月的婴儿，一逗便会笑，高兴的时候会发出“呀—呀”或“咕—咕”的声音，成人应该多跟他交流。这时候婴儿的脸部扁平，阔鼻，双颊丰满，肩和臀部显得较窄小，脖子短，胸部及肚子呈现圆鼓形状，胳膊和腿也总是喜欢呈弯曲状态，两只小手握拳。具体各项指标如下：

表 2　满月婴儿发育情况

指标	男婴	女婴
体重（千克）	5.03	4.68
身长（厘米）	57.06	56.68
头围（厘米）	38.43	37.56
胸围（厘米）	37.88	37
坐高（厘米）	37.94	37.35

二、动作发育

从出生到 1 个月的婴儿，动作发育处于活跃阶段，可以做出许多不同的动作，面部表情逐渐丰富。在睡眠中有时噘着小嘴好像很委屈的样子，有时又会出现无意识的笑，这些面部动作都是婴儿吃饱后安详愉快的表现。

三、感觉发育

经过一个月的相处，婴儿对妈妈说话的声音很熟悉了。听到陌生的声音他会吃惊，如果声音过大他会因害怕而哭起来。因此要给婴儿听一些轻柔的音乐或歌曲，对其说话、唱歌的声音都要轻柔。婴儿喜欢周围的人和他说话，没人理他的时候会感到寂寞而哭闹。

满月的婴儿皮肤感觉能力比成人敏感得多，有时家长不注意，把一根头发或其他东西放到他身上刺激了皮肤，他会全身左右乱动或哭闹表示很不舒服。这时候的婴儿对过冷过热都很敏感，以哭闹对大人表示自己的不满。两只眼睛的运动还不够协调，对亮光和黑暗环境都有反应。不喜欢苦味和酸味的食品，如果给他吃，他会表示拒绝。

四、睡眠特点

满月的婴儿，一天的大部分时间都是在睡眠中度过的，每天能睡 18～20 小时，其中约有 3 小时睡得很香甜，处于深睡不醒状态。

表3　满月婴儿的发育0~30天的测试

1. 第一次注视离眼20厘米模拟母亲面容的黑白图画：（　　）
A. 10秒以上　B. 7秒以上　C. 5秒以上　D. 3秒以上
记分：不眨眼连续注视的次数，每秒可记1分。　以10分为合格

2. 离耳15厘米摇动内装20粒黄豆的塑料瓶时：（　　）
A. 转头眨眼（10分）　B. 皱眉（8分）
C. 纵鼻张口（6分）　D. 不动（0分）
以10分为合格

3. 大人将手突然从远处移至婴儿眼前：（　　）
A. 转头眨眼（6分）　B. 眨眼（5分）
C. 不动（0分）　以5分为合格

4. 清醒时手的动作：（　　）
A. 双手放可达胸腔，可吸吮任一侧手指转头眨眼（6分）
B. 单手搭胸腔只吸吮一侧手指（5分）
C. 单侧拳头（3分）
D. 双手在体侧不动（1分）　以5分为合格

5. 放笔杆在婴儿手心：（　　）
A. 紧握10秒以上（10分）
B. 握住5秒以上（7分）
C. 握住3秒（5分）
D. 不握或握后马上放开双手放在体侧不动（0分）　以10分为合格

6. 啼哭时大人发出同样哭声：（　　）
A. 回应性发音两次（10分）　B. 回应性发音一次（8分）
C. 停止啼哭并等待（7分）　D. 仍继续啼哭（1分）
以10分为合格

7. 大人同他讲话时：（　　）
A. 发出喉音回答（12分）　B. 小嘴模仿开合（10分）
C. 停止注视（8分）　D. 不理（0分）　以10分为合格

续表

8. 大人用手指挠胸脯发出回应性微笑，出现在：（ ）
A. 5 天前（6 分）B. 10 天前（5 分）
C. 15 天前（3 分）D. 20 天前（1 分）
E. 满月前（8 分）
以 12 分为合格（睡前脸部皱缩不经逗弄的笑不能算分）

9. 10 天后俯卧时：（ ）
A. 头能抬起，下巴贴床（12 分）
B. 眼睛抬起观看（10 分）
C. 头转一侧，脸贴枕上（8 分）
D. 头埋入枕上不能动，由大人转动（4 分） 以 10 分为合格

10. 扶腋站在硬板上能迈步：（ ）
A. 10 步 B. 8 步
C. 6 步 D. 3 步（每迈一步记 1 分）
以 10 分为合格

11. 俯卧时大人双手从胸部两侧将婴儿托起：（ ）
A. 头与躯干平，下肢下垂（8 分）
B. 头与下肢下垂（4 分） 以 8 分为合格

结果分析：

1、2、3 题测认知能力，应得 25 分；4、5 题测精细动作，应得 15 分；6、7 题测语言能力，应得 20 分；8 题测社交能力，应得 12 分；9、10、11 题测大运动，应得 28 分，共计 100 分。得分在 80 ~ 100 分为正常，110 分以上为优秀，60 分以下为暂时落后。

思考与练习

1. 什么是新生儿？新生儿有哪几种类型？
2. 新生儿有哪些发育特点？
3. 新生儿有哪些生理反射现象？分别有什么表现？
4. 新生儿有哪些营养需求？有几种喂养方式？
5. 新生儿有哪些常见的疾病？分别有什么临床表现？
6. 什么是黄疸？黄疸有哪几种，分别应如何处理？

第四章
健康婴儿的家庭护理

本章学习目标

1. 熟悉迎接新生儿到来应做的准备工作。
2. 掌握新生儿日常护理的方法和操作技能。
3. 掌握新生儿抚触、游泳的专业护理方法。
4. 熟悉新生儿常见问题的预防和处理方法。
5. 掌握辨别新生儿常见的非疾病异常情况的方法。
6. 了解新生儿智力发育的特点和智力开发的方法。

第一节　环境及物品的准备

一、居室环境

新生儿的居住环境要求清洁、阳光充足、空气流通；室内温度保持在22～24摄氏度，湿度为55%～65%。

夏季气温高，空调要调至26～28摄氏度。冬季也要保持室内通风，但不能让风直接对着人吹。冬天室温不低于20摄氏度，室内温度不够时可给新生儿使用热水袋，热水袋温度在50～60摄氏度，置于包被外面，不要直接接触婴儿皮肤，以免烫伤。

二、应准备的物品

（一）产妇、婴儿用品

1. 产妇衣物：需要准备宽松的容易穿脱的睡衣2套，哺乳胸罩或背心

2~3件，短棉袜2双，拖鞋1双，内裤3~4件。

2. 婴儿衣物：婴儿衣物应宽松柔软，最好是白色或浅色棉布制作，系带式。选择婴儿衣服的原则是：有利于婴儿的身体发育和动作伸展，舒适得体，可以选择连体衣，式样简单，易穿脱，便于洗涤。

3. 湿纸巾：应选不含刺激性物质，柔韧性好、不易破的。

4. 尿布：应该选用柔软、吸水性强、耐洗的棉制品，及时清洗，在阳光下晒干备用。婴儿易发生红臀和尿布疹，要及时更换尿布。

5. 纸尿裤：应该选择正规品牌，劣质的纸尿裤容易引起婴儿的皮肤疾病。

6. 奶瓶：同样也需要买正规品牌，劣质塑料奶瓶可能含有有害物质。第一个月可以用容量比较小的奶瓶，随着婴儿喝奶量的增加，需要更换容量大的奶瓶。

7. 吸奶器。

8. 专用消毒锅。

9. 配方奶粉。

10. 消毒液：准备衣物消毒和奶瓶消毒两种。

11. 温奶器。

12. 防溢乳垫：最好准备大盒装的。

13. 洗衣皂：最好选用婴儿专用的，去污渍效果好，刺激性小。

14. 润肤油。

15. 隔尿垫。

16. 驱蚊器。

（二）其他用品

1. 毛巾若干条。

2. 脸盆。

3. 牙具。

4. 大卷卫生纸。

5. 餐具1套、放零食的小盒1个。

第二节　婴儿日常护理

一、新生儿的整体情况观察

（一）注意观察新生儿呼吸道是否畅通，让新生儿侧卧，便于口鼻分泌物流出。

（二）体温低于36摄氏度者要保暖，高于38摄氏度者应监测体温。

（三）注意记录新生儿大小便次数，定时唤醒新生儿吃奶，熟睡者可叩其脚心，捏其耳垂。

（四）注意新生儿脐部有无出血，保持脐部干燥，勿被大小便污染，若发现脐炎及时就医。

（五）产后及时开奶，按需哺乳。

（六）如新生儿眼里有分泌物，有感染征兆时找医生要药水，按时用药。

（七）查看新生儿是否有生理性乳房肿大。

（八）查看新生儿是否有假月经（女婴）。

（九）仔细观察新生儿黄疸情况并做好记录。

（十）禁止从新生儿头上递接物品。

二、正确抱法

新生儿颈部肌肉神经发育不全，肌肉松软。应注意不要将新生儿竖直抱，而要将肘关节呈80度，使新生儿的头部靠压在护理师的前臂上，耳朵贴在护理师胸前。在身体条件允许的情况下，应让产妇多抱新生儿，让新生儿听听妈妈的心跳。胎儿在母体内早已听惯了妈妈心跳的声音，出生以后，重新听到这熟悉的心跳声，会使其产生安全感。

新生儿抱法

抱新生儿的常见方法是手托法和腕抱法两种。

（一）手托法。用左手托住新生儿的背部、脖子、头部，用右手托住新生儿的屁股和腰部（图4-1）。

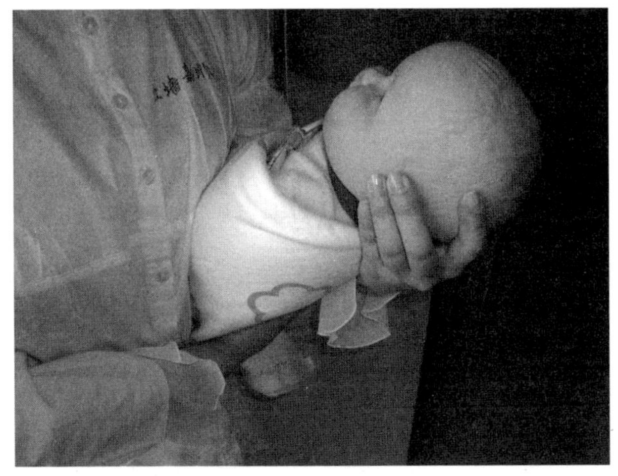

图 4-1

（二）腕抱法。轻轻地将新生儿的头放在左胳膊弯中。左小臂护住新生儿的头部，左腕和左手护住其背部和腰部。右小臂护住新生儿的腿部，右手护住新生儿的屁股和腰部。用这种方法抱新生儿时，手和手腕会牢牢地支撑住新生儿的脑袋，使其不会前俯后仰（图 4-2）。

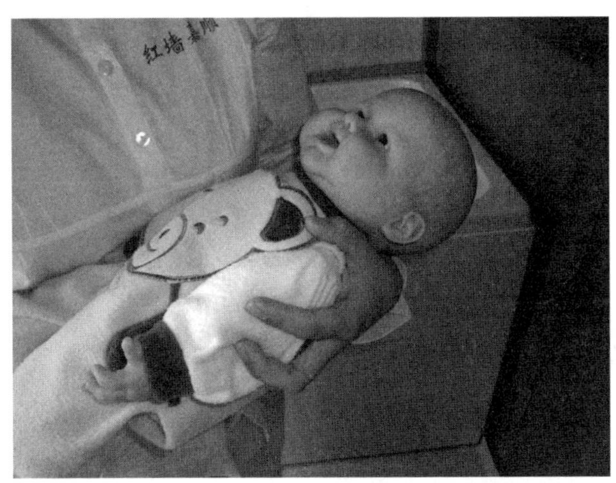

图 4-2

三、包裹方法

（一）月龄范围：新生儿期到两三个月（有些婴儿愿意使用更长时间），大多都需要包裹后再将其抱起。

（二）使用场合：通常适用于新生儿、哭闹的婴儿和快入睡的婴儿。

（三）使用材料：一条长方形的毯子或者一块稍有弹性的布。毯子的常见规格大约62厘米×92厘米。

（四）包裹方法：护理师在包裹前，应确保婴儿的四肢是紧贴着身体两侧的。

1. 将长方形的毯子平放，向内叠起上方的角（图4-3）。

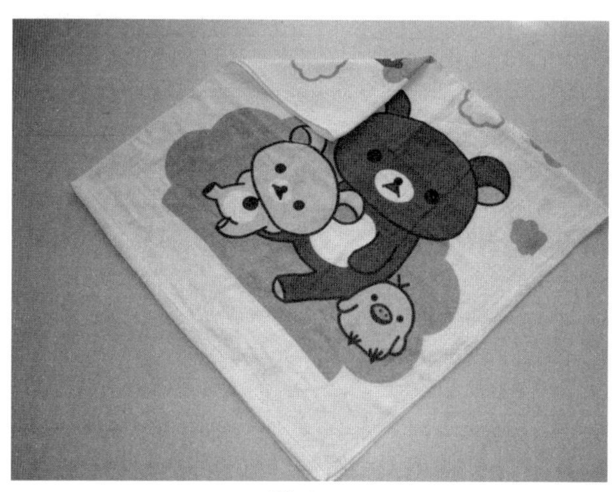

图4-3

2. 将婴儿放在毯子的顶部，肩膀刚好与折角平齐（图4-4）。

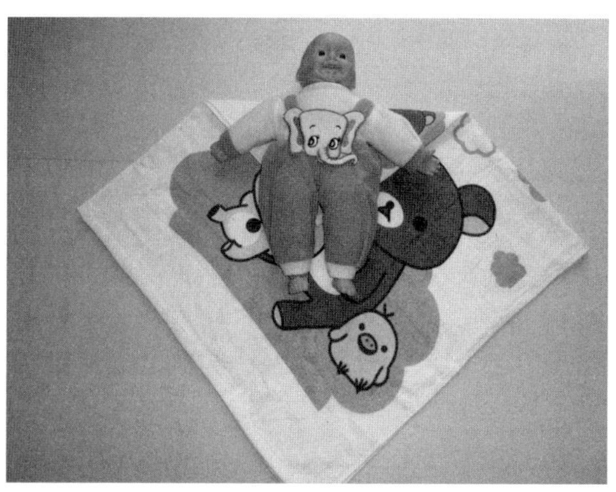

图4-4

3. 扶着婴儿的右臂，将毯子裹住他的右肩膀并穿过身体，保持毯子的紧固。将毯子塞进他的左腋下，放在背后及左臀部下。拉直左肩膀下的毯子以防松开（图 4–5）。

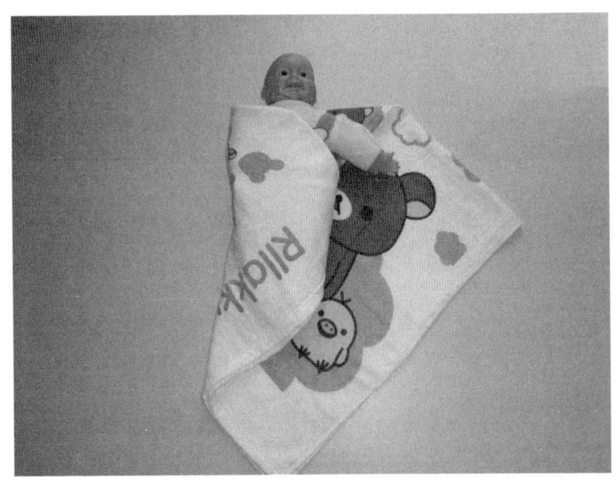

图 4–5

4. 在婴儿左边抓住他的左臂，拿起底部的一角将它贴身塞入婴儿的左肩膀旁，如果毯子不够长，可以塞进脖子下部 V 形的位置（图 4–6）。

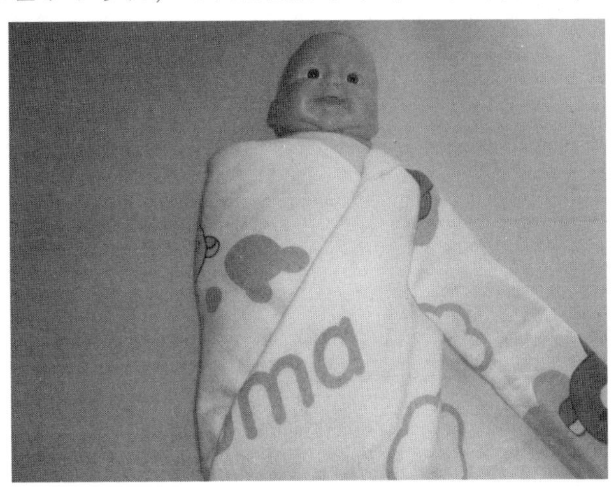

图 4–6

5. 轻轻折起右上角的毯子，然后将右边的毯子全部折起，贴着婴儿的身体放在身下的位置（图 4–7）。

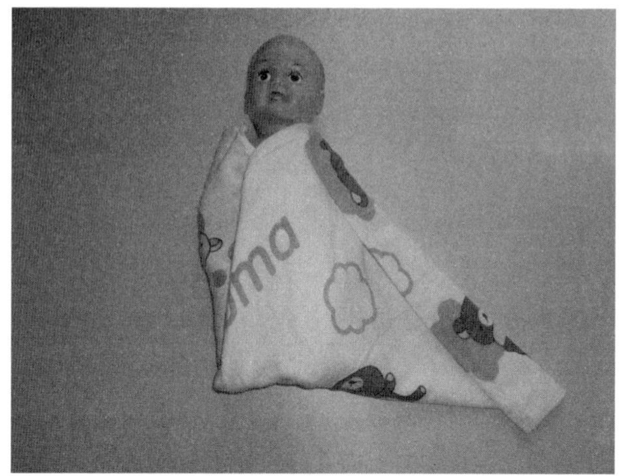

图 4-7

6. 最后，将剩余的一角塞入 V 形的位置（图 4-8）。

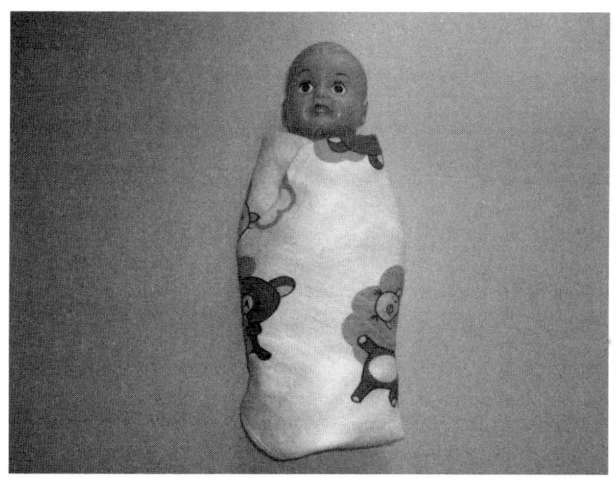

图 4-8

四、尿布和纸尿裤的使用

新生儿日常护理

（一）尿布

1. 尿布的选择

尿布有长方形、三角形、蝴蝶形三种，无论哪种都应该选择质地柔软、透气、浅色、纯棉的面料，长宽一般为 75 厘米左右。尿布应提前消毒并晾干备用。

2. 尿布的清洗

有小便的尿布，放入清水内冲洗干净后消毒并晾干备用。

有大便的尿布，先用流动的水将大便冲净，及时打上肥皂，15 分钟以后清洗，消毒，并晾干备用。

3. 尿布的消毒

可使用消毒液、水煮、消毒紫外线、消毒微波炉等方式给尿布消毒。或在水中放入白醋、盐少许，浸泡 15 分钟后，用清水冲洗干净，晾干备用。

（二）纸尿裤

1. 纸尿裤的使用方法

为婴儿穿戴纸尿裤时，应将纸尿裤周边的松紧及翻折抹平，腰部松紧以伸进两个手指为宜，两腿间以伸进一个拳头为宜。新生儿期应每两小时换一次。

2. 纸尿裤的更换方法

（1）准备好纸尿裤

认准前背面，有印花腰贴的是纸尿裤的背面。打开纸尿裤，让内侧的立体护围直立起来。但手不要碰到里面，以免交叉感染。

（2）把纸尿裤放在婴儿屁股下

将婴儿的屁股稍微抬起，把纸尿裤垫在下面。将后片的纸尿裤插入腰部比较高的位置，前片提起，用中间部分把屁股包起来。注意两腿的边上不要有缝隙，且提起纸尿裤的时候，要用双手的食指顺着立体护围的内侧展开，这样立体护围容易贴着大腿竖起来，以免尿液侧漏。

（3）固定腰贴

将包在婴儿肚子上的纸尿裤前片用一只手固定好，注意不要弯折，把两侧搭带拉过来，左右对称地贴好。松紧以肚子和纸尿裤之间伸入一个指头为宜，同时还应注意婴儿空腹和吃饱时纸尿裤的松紧度。在贴搭带的时候，要先贴好一边再贴另一边，在贴另一边的时候把两个手指放进去撑着，以免压到婴儿肚脐。

（4）整理立体护围、褶边

纸尿裤穿好以后，要确认肚皮周围的立体护围、大腿周围的褶边没有向内折并将褶边捏起来，确认里面的立体护围要直立。如果立体护围歪斜，要将手指伸到皮肤和立体护围之间把它扶正。

（5）调整松紧度

更换纸尿裤时应注意松紧适宜。包得太紧不但会在婴儿皮肤上留下印子，还会影响婴儿舒适度。如果婴儿大腿较细而导致大腿根部周围有空隙的话，可以把纸尿裤朝肚子方向多拉一些，腰贴稍微往上贴。反之，因婴儿大腿较粗而导致包得太紧的话，可以把纸尿裤往腿部拉下来一点，腰贴往下面贴一点。

（三）尿布与纸尿裤的选择

建议白天用尿布，晚上用纸尿裤。因为夜里是生长激素分泌最旺盛的时期，用纸尿裤不会影响到婴儿睡眠，有利于其生长发育。

五、穿衣服

由于婴儿身体很软，尤其是新生儿的头比较大而且直不起来，再加上手臂较胖、腿弯曲，为其穿衣服有很大难度。所以，为婴儿穿衣服时，应该注意以下事项。

必要时才更衣。如果婴儿经常吐奶，可以给他（她）套上一个大的围兜，或是用湿毛巾在脏的部位做局部清理，没有必要每次都换衣服。

在为婴儿穿套头上衣之前，护理师要先拉开领口，避免衣领弄痛婴儿的耳朵和鼻子。同时，为了避免套头时婴儿因被遮住视线而恐惧，可以和他（她）说话，以分散他（她）的注意力。

为婴儿穿衣服时，最好准备一些玩具或轻快的音乐，努力把为婴儿穿衣的时间变成亲子谈话或游戏的时间。

穿连体衣的方法。连体衣既经济又实用，对新生儿来说好处尤其多。一是婴儿活动自由，对其生长发育有好处；二是换尿布很方便；三是容易穿脱，而且不会翻卷起来；四是暖和又不太热。

在为婴儿穿连体衣的时候，要先把所有的扣子都解开，衣服放平，然后把婴儿放在衣服上，脖子对准衣领的位置。先穿腿，并将尿布位置的扣子扣好，这样婴儿的腿就伸不出来了。在穿胳膊时，护理师应先把袖子挽起来，用一只手把袖口撑开，抓住婴儿的胳膊拉进袖子，再把袖子长短挽好，并照此办法穿另外一只胳膊。脱的时候，步骤相反。给婴儿穿上衣的技巧则是大手找小手。

新生儿体温调节中枢发育不完善，穿盖一定要适度，室温 22~26 摄氏度最适宜。最好给新生儿穿纯棉的连身服，这样可以避免在抱新生儿时露出小肚子。穿衣完毕，将新生儿衣服拉平，避免衣服的皱褶压伤婴儿皮肤。

如果新生儿颈部或手心出汗并且烦躁、哭闹、面部潮红，或体温比平时稍高，但仍在正常值内（不超过 38 摄氏度），则有可能是穿盖多了，可松开包被散热，减少衣服，适当喂水，擦洗降温，采取措施后再量体温，如有下降，说明是穿多了，若体温仍不下降，则考虑婴儿是否发烧了。如果婴儿手脚冰凉，唇、面部肤色青紫，则可能是穿盖少了，可迅速将婴儿抱入母亲怀内或适当加衣加被。

六、剪指甲

新生儿指甲长得很快，在最初几周应该每周修剪两次。修剪指甲的最好时机是婴儿洗完澡安静地躺在床上的时候或婴儿熟睡的时候。

可使用婴儿专用指甲剪，要把手指甲修剪得短而光滑，以免婴儿抓伤自己或他人。

相比之下，婴儿的脚指甲柔软而光滑，不需要修剪得像手指甲一样短。脚指甲 1 个月只需要修剪 1~2 次。因为婴儿脚指甲非常软，有时看起来好像生长在肉中一样，这是正常现象。如果指甲旁边皮肤发红，就应该警惕是否有炎症。

七、脐带护理

（一）脐带护理的原则

保持脐部清洁干燥，防止交叉感染，护理过程中应注意无菌操作。

（二）脐带护理注意事项

1. 观察新生儿脐带颜色的变化

新生儿出生后 24 小时脐带断端会有点儿潮湿，呈蓝白色，随着血管的坏死和风干，脐带会变成实心的褐色条索。

2. 脐带脱落前的清洁和消毒

新生儿出生 24 小时后可打开敷在脐部的消毒纱布，检查脐带断端是否正常，有没有红肿或感染。在脐带脱落前尤其应注意以下几个方面。

（1）如脐部正常，可用75%的酒精棉球为脐部周围皮肤消毒。

（2）如脐窝部泛红，可用2%碘附消毒，然后用75%的酒精脱碘，保持脐部的干燥，每天一次。

（3）除掉脐部的纱布后，一定要为新生儿勤换内衣，注意尿布不要盖在脐上，以防止粪便的感染，引发脐炎。

（4）洗澡或更换尿布时，要避免洗澡水或者粪尿接触到脐部。

（5）不要用纱布覆盖脐部，应保持脐部干燥。

3. 观察脐带脱落后脐部是否有异常

婴儿脐带正常脱落后，应注意观察脐部是否鼓起一个大包，若有且里面充满气体，则称“气肚脐”。当婴儿哭闹时，气包会鼓起来胀得很大，也称为“脐疝”。这是因为腹部肌肉发育不完善，较薄弱，当婴儿腹压增高时就会有肠管暂时从脐部膨出，压力减小了就会缩回去。此时应注意保持婴儿的情绪稳定，尽量不让婴儿哭闹，按时喂奶，注意保暖，让婴儿始终觉得舒适安全。只要好好护理，一段时间后会自愈。

4. 婴儿的衣服应柔软舒适

避免衣服与肚脐发生摩擦，擦伤肚脐。

八、黄疸护理

（一）什么叫黄疸

新生儿黄疸与新生儿胆红素代谢有关。自新生儿出生开始胆红素逐渐上升，加之新生儿肝脏功能发育不完善，白蛋白运转不足，参加胆红素代谢的肝脏酶数量和活性均差，使胆红素的排出受到影响。另外，新生儿经胆道排出胆红素的功能也不完善。胎便黏稠，从大便排出胆红素的过程也受到影响。绝大多数新生儿黄疸为生理性黄疸。

（二）异常黄疸

异常黄疸也称病理性黄疸。如新生儿黄疸严重，持续不退，吃奶不好，则可能是病理性黄疸，应及时就医。

（三）黄疸的处理方法

1. 多喝母乳增加排泄。

2. 多给婴儿晒太阳，进行日光浴，但应注意婴儿眼睛不能直接对着太阳。

3. 如果黄疸严重，可在医院照蓝光进行治疗。

九、大小便观察

（一）大便观察

正常情况下，母乳喂养的婴儿大便呈金黄色或黄色，均匀呈膏状或带有少许黄色颗粒，偶尔稍稀略带绿色，不臭。每天拉3~4次或更多。如果大便次数忽然增多或水分增多，则考虑为病态反应。配方奶粉喂养的婴儿大便呈淡黄色或灰黄色，质硬、干，大便有明显的蛋白分解的臭味，每日1~2次。

1. 大便异常的原因

（1）奶量不足：大便量减少，呈黄绿色，有黏液，伴哭闹不安。

（2）单纯消化不良：大便次数增加，水便分离。

（3）乳糖不耐受：大便泡沫多，酸臭。

（4）蛋白质消化不良：大便呈块状，有较浓的臭味。

（5）病毒性肠炎：蛋花样便。次数增加，不太臭，带有少许黏液，多伴有发热咳嗽、流涕等症状。

（6）肠炎：黄色水样便，每日5次以上，酸臭。

（7）结肠炎：慢性细菌性痢疾，混有鼻涕样黏液。

（8）有些婴儿粪便呈黄绿色，稀糊状，一天3~4次，有时还带有消化不完全的食物，但精神好，食欲佳，体重正常上升。这通常为生理性腹泻，对此不必过虑，随月龄增加会自动痊愈。

（9）有些婴儿每次换尿布时都有一点儿大便，这可能是神经系统发育不成熟，肛门括约肌发育不良引起的，随月龄增加会自动痊愈。

2. 怎样判断婴儿大便是否正常

（1）正常的大便

新生儿出生24小时内排出胎粪。胎粪由胃肠分泌物、胆汁、上皮细胞、胎毛、胎脂以及咽进去的羊水组成，颜色黑绿黏稠，没有臭味。随后2~3天排棕褐色的过渡便，以后就转为正常大便了。

由于每个婴儿的喂养状况不同，大便颜色也会各有差异。一般而言，吃母乳的婴儿大便为金黄色，形态稀软；喂配方奶的婴儿，大便的形状或颜色会有很多种，从淡黄到褐绿色都有，如配方奶含铁比较多，则颜色会深得像黑色等。配方奶喂养的婴儿，大便一般呈淡黄色，均匀质硬，有臭味。即使是同一个婴儿，两天之内也可能会排出不同颜色的大便。如果母亲乳头有裂伤出血，大便可能会呈柏油样，这都属于正常大便。

一般吃母乳的婴儿比配方奶喂养的婴儿大便次数要多，每天为4~6次，甚至达7~8次。

（2）不正常的大便

如果大便带有鲜血，应查看新生儿有没有假月经、肛裂、外伤及尿布疹等症状。

如果大便呈绿色稀水样、酸臭味，要考虑是不是喂养不当、饥饿所致。

如果大便呈灰白色，则可能为胆道闭锁。

如果大便呈蛋花汤样、带有黏液或脓血，则可能为感染所致。

新生儿的大便中有时会出现奶瓣。大便中的奶瓣呈小球状或似豆瓣样，颜色浅白，黄豆大小。配方奶粉中的脂肪颗粒较大，相对较难消化，所以配方奶喂养的孩子大便中易出现奶瓣。母乳中的脂肪颗粒较小，容易消化，一般较少有奶瓣。如果母乳喂养儿大便出现奶瓣，建议乳母不要过食油腻及蛋白质较高的食物，当喝鱼汤、排骨汤、猪脚汤时，应先去除上层浮油再进食，以减少脂肪摄入。

如果婴儿食欲正常，体重增长良好则无须用药。如果婴儿有其他不良表现，如吃奶不好及体重增长不良等，应及时诊治。

（二）小便观察

正常新生儿每天排尿20次左右，有的甚至半小时或者十几分钟就尿一次。尿液呈微黄色，一般不染尿布，易洗干净。

如果尿液较黄，且染尿布，不易洗净，就应做尿液检查，以便确定胆红素是否正常。

因为新生儿的肾脏功能还不成熟，产妇应适当减少盐的摄入量。

十、啼哭观察

（一）分辨婴儿的各种哭声

啼哭是婴儿的一种常见生理现象，也是一种本能。啼哭能使呼吸加深、

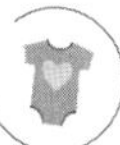

肺活量增加、全身血液循环加快，从而促进机体新陈代谢，对婴儿各系统的健康发育都有积极的促进作用。因此，婴儿啼哭时不要过于担心，也没必要一听到哭声就将婴儿抱起来哄。

婴儿啼哭的情况通常有以下几种：大声无间断的啼哭（饥饿时）、刺耳的尖叫（有胃肠膨胀和其他疼痛症状时）、有气无力需人援助的啼哭（开始生病时）、抱怨性的呜咽（感到寂寞时）、断断续续的啼哭（诉苦性的）以及爆发性的啼哭（受到惊吓）。

在婴儿哭时护理师及父母要注意观察，仔细判断哭声的音质及音调，辨明哭的原因。如果婴儿是由于疾病而引起的哭闹，哭声会明显不同，表现为尖声哭、嘶哑地哭或低声无力地哭，而且还可能伴有脸色苍白、神情惊恐等反常现象，在被抱起后哭声仍不停止，此时应立即去医院检查。

通常，婴儿哭一阵就停一小阵，这种哭大多是由于饥饿、困倦、大小便了、过冷、过热或蚊虫叮咬等原因引起的。一旦去除这些引起不适的因素，婴儿就会停止啼哭。

婴儿只是在睡前哭一会儿就进入睡眠状态，或在刚醒来时哭一会儿就进入安静的觉醒状态，则属于正常现象。

（二）婴儿哭闹的常见原因和处理

婴儿哭闹的主要原因一般来自吃、喝、拉、撒、睡、穿这几个方面，而且经常发生，护理师要正确分析解决，最好不要一哭就抱，否则养成习惯后不抱就哭。护理师还要在不断聆听婴儿的哭声中总结经验，逐渐掌握不同的哭声代表的意义。

1. 排便后哭闹。当婴儿哭闹时应首先检查其是否排便，如果尿布尿湿或有大便，应及时更换干爽尿布。

2. 喂奶时哭闹。喂奶时孩子反复避开奶头，且边吃边哭，可能是乳汁过急（冲）所致，可挤出少量乳汁后再喂，或选用小流量奶嘴。

3. 奶水不足的哭闹。这种情况一般发生在喂奶前，声音洪亮、短促、有规律，常伴吸吮动作，这时应及时哺乳。

4. 婴儿穿衣不适引起的哭闹，热了、凉了或者衣服太紧等都可能导致哭闹，应注意室内温度，并适当增减孩子的衣服和被褥。

5. 婴儿想睡觉时也会哭闹。孩子睡眠时应保持环境安静，并将灯关掉。

6. 需要爱抚的哭闹。醒着的婴儿长时间得不到爱抚时也会哭闹，这种哭闹哭声小、断断续续。在婴儿觉醒时，应多抚摸、搂抱他，多跟他说话，这样可促进婴儿心理发育。

7. 难以控制的哭闹。有些婴儿一天中总有一个“很挑剔”的时期，这时试着和他玩耍、唱歌、说话、轻摇他和散步，有时会有效。还有些婴儿要在哭闹中入睡，这时则可以让他独处或哭闹一会儿。

8. 婴儿生病时，如感冒鼻塞、发热、腹泻等都会哭闹，这时哭声高调、剧烈，应及时到医院就诊。

十一、洗澡

（一）洗澡前的准备

1. 洗澡时间

婴儿的洗澡时间应选择喂奶前或喂奶后1小时左右，以避免婴儿体位变化造成溢奶。洗澡应每日1次，夏天可视情况每日2次，以10分钟内洗完为宜。

2. 物品准备

洗澡前应准备大浴巾、小毛巾、浴盆、脸盆、婴儿专用沐浴用品、换洗衣服、爽身粉等。

铺好浴巾，调好水温，浴液放在盆边，纸尿裤和换洗衣服放好，准备好消毒酒精、爽身粉、润肤油、消毒棉签（可放在一个小整理箱内）。另需准备脸盆2个、毛巾2条、婴儿肥皂或香皂一块（不用有刺激性皂）、干净衣物几套、消毒棉花1块。

3. 环境准备

室内温度以24~26摄氏度为宜，温度达不到要开空调。夏季避免直接吹风，冬季警惕煤气中毒。

水温一般在38~40摄氏度。一般用水温计试水。在没有水温计的情况下，用肘部试水温，感觉不冷不热即可。

4. 护理人员的准备

检查衣服穿戴是否方便操作，做好各项准备工作后，将手洗干净。

（二）洗澡步骤

1. 先洗头部。洗头时先将婴儿全身用毛巾包起来，以防受凉。用一只

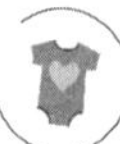

手的拇指和中指或无名指从耳后向前压住两侧耳郭以盖住耳孔，防止洗澡水流入耳内，手掌和前臂托着婴儿的脖子、头及后背。头向后仰，将头发湿润，加少量洗发液轻轻揉洗，用清水冲洗干净后，马上用干毛巾擦干。

2. 清洗脸部。用小毛巾从眼角内侧向外轻拭双眼、口鼻、前额、脸及耳后。

3. 清洗身体。脐带残端未脱落前最好分别清洗上、下身，以防弄湿脐部。洗躯干和四肢时用一只手托住婴儿的肩膀和头部，确保婴儿的头部高于水面以防意外，用另一只手给婴儿清洗。先洗颈部、上肢，再洗前胸、腹部、背部及下肢，最后清洗婴儿的外阴和臀部。颈前、腋下、腹股沟、手指和脚趾间应着重清洗。女婴要特别注意外阴部，应先洗外阴，然后洗肛门及臀部。

4. 洗完出浴。洗毕用浴巾迅速裹住婴儿，仔细擦干皱褶处，在身体上涂以润肤乳或爽身粉，臀部可涂护臀霜，以防皱褶处皮肤糜烂和尿布疹。

（三）注意事项

1. 室温可根据季节变化适当调整，冬、春季注意保暖。给婴儿洗澡前，可先用手腕或肘部试水温，以温暖但不感到烫为准。室温无法保证的家庭建议每天给婴儿擦洗时不要将衣服都脱光，可上、下身分开洗。

2. 注意不能把浴液等流到婴儿眼睛里，脐带未脱落的婴儿洗澡时不能碰脐带。洗完澡用棉签将脐部蘸干，并可用75%的酒精轻擦一下脐带周围。

3. 洗澡在两顿奶之间进行，速度要快，新生儿在5~10分钟内洗完澡，随着长大可以逐渐加长洗澡时间，但是时间不能太长。

4. 根据季节不同，洗完澡后可给婴儿全身涂上护肤品，夏天可用爽身粉（爽身粉要薄薄涂一层），春秋天涂润肤露，冬天用润肤油。切记：粉和油不可同时用，以防堵塞毛孔，影响皮肤的透气性。

5. 洗完澡后可对婴儿做其他护理，如抚触等。

十二、被动操

新生儿被动操

（一）被动操的作用

1. 促进动作的协调和发展。

2. 增强骨骼肌肉的系统功能。

3. 锻炼婴儿的呼吸器官，使肺活量增加。

4. 促进血液循环和新陈代谢。

5. 维持快乐情绪，促进心理健康发展。

（二）被动操的步骤

1. 抱胸运动：两臂胸前交叉。

2. 屈肘运动：两臂伸屈。

3. 屈腿运动：两腿伸屈。

4. 伸腿运动：两腿伸直上举。

十三、眼、鼻、耳、口腔护理

（一）眼部护理

婴儿眼部有分泌物时，可用生理盐水由内向外轻轻拭净再滴眼药水。眼药水应由医生开取，护理人员不得私自用药。

婴儿眼部分泌物较多时，每天早晨要用专用毛巾或消毒棉签蘸温开水从眼内角向外轻轻擦拭，去除分泌物。

（二）耳部护理

每次洗澡后用干棉签擦干外耳道水渍，有分泌物的用棉签轻轻擦去。

一般婴儿的耳屎呈浅黄色片状，也有些婴儿的耳屎呈油膏状，附着在外耳道壁上。少量耳屎可起保护听力的作用，一般不需要特殊处理。这些耳屎在婴儿吃奶时，一般会随着面颊的活动而松动，并自行掉出。

如果婴儿的耳屎包结成硬块，不应在家自行掏挖，应到医院五官科请医生滴入耵聍软化剂，用专门器械取出。如果发现婴儿耳朵里有脓性分泌物流出，应马上到医院诊治。

（三）鼻部护理

鼻腔如有污物，应用棉签浸温水轻轻揩去。

一般情况下，婴儿鼻子里的分泌物不用特意清理，在婴儿打喷嚏时可以自然清除。如需清理，可使用温热的毛巾在婴儿鼻子上热敷，鼻黏膜遇热收缩后，鼻腔一般会通畅，同时黏稠的分泌物也容易液化而流出来。也可以让婴儿吸一点儿潮湿的水蒸气，如利用浴室放热水弥漫的蒸气等，吸3~5分钟后再清除鼻涕。

如果婴儿鼻内的阻塞物或分泌物不深，可以直接看到，可以拿婴儿用

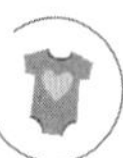

棉签先蘸点水或婴儿油润剂，伸进鼻孔内将分泌物取出，切记不可探得太深，并防止婴儿乱动，以免造成伤害。如果鼻孔内还有大块鼻涕不易吸出，可以撕一小块卫生纸，卷成长条伸进鼻孔将鼻涕卷出。

另外，冬季室内干燥，可以使用空气加湿器，保持室内空气湿润，也可减少鼻痂的形成。

如果发现婴儿鼻涕的颜色变为黄色黏稠状时，可能是细菌或病毒感染，此时需要立即就医。如果婴儿的鼻子阻塞得太严重，也不要自行处理，应到医院请医生处理。

（四）口腔护理

新生儿的口腔黏膜很细嫩，血管丰富，容易损伤。千万不能用纱布擦拭，以防因口腔黏膜破溃造成严重感染。当新生儿口腔内有些白色奶瓣样物，但又冲洗不掉，很可能是鹅口疮，是由于新生儿口腔护理不当引起的。鹅口疮是新生儿时期的常见病，但若能做到以下几点是可以避免的。

母乳喂养时应保持乳房特别是乳头清洁，哺乳结束时，挤出少许乳汁，涂在乳头部，待其自然干燥。乳汁有抑菌作用，可避免感染。

需用奶瓶喂养时，每次用后以清水、肥皂水冲洗干净，煮沸消毒后待用。盛放的容器应每天更换、刷洗、消毒。所有接触小儿口腔的物品，如覆盖奶嘴的手帕、喂奶时嘴边垫用的毛巾等，均不能重复使用，一次用完必须消毒后才能再用。

对已患鹅口疮的婴儿，应多次少量饮水，并请医生来诊断和治疗，不能随便用药，尤其禁止服用抗生素。

十四、便后臀部护理

新生儿臀部护理应注意以下几个方面。

（一）清洗后爽身粉不可涂得太厚，薄薄一层即可。注意女婴的臀部最好不用爽身粉，以免造成大阴唇的黏膜粘连。

（二）穿换纸尿裤时最好避开脐部。使用纸尿裤粘连时要松紧适宜，避免皮肤被磨伤，保证空气流通，臀部干燥。

（三）严禁在尿布下放塑料布或在尿布上放卫生纸，这样易造成臀红。

（四）婴儿的臀部非常娇嫩，易受到尿渍、粪渍的侵害。每次便后要及时更换尿片，并立即用温度适中的清水清洁臀部残留的尿渍、粪渍，然后涂上婴儿护臀霜。夜间或外出不便用水清洗时，可选用刺激性小的湿纸巾。

（五）肛门周围皱褶较多，易残存粪便，清洗肛周时要注意将皱褶处残存粪便清除干净，以防对肛周皮肤产生不良刺激。

（六）腹股沟、阴茎与阴囊相邻处及阴囊与会阴相邻处皮肤易藏污垢，如不及时清洁和保持干燥，易糜烂，应重点清洁。

（七）男婴在新生儿期大多数为包茎，清洗时不必将包皮翻起。

（八）女婴尿道较短，易被肛门周围的细菌感染，导致外阴炎、阴道炎，甚至尿路感染。如果女婴的会阴沾有粪便，应按照从会阴到肛门的顺序及时用温水将粪渍冲掉，以防来自肛门的细菌污染阴道和尿道。不要用毛巾擦洗阴唇黏膜，以免造成黏膜损伤，引起感染。有时女婴外阴部会有白色物体，一般是由脱落上皮或尿碱形成，如果不是太多、周围皮肤黏膜没有红肿，不要过度清洁。

（九）不要使用碱性肥皂或者其他含有酒精以及香精的清洁用品清洗婴儿臀部，以免刺激外阴黏膜和皮肤。涂抹护臀霜或爽身粉时不要将其沾染女婴的外阴黏膜及男婴的龟头；涂抹爽身粉或痱子粉等粉末状护肤品时，尽量避免将粉末扬到空气中，以防婴儿吸入影响肺部健康。

十五、正确照顾婴儿入睡

（一）睡姿的选择

婴儿每天大部分时间都在睡觉，但他们还不能自己控制和调整睡眠姿势，因此需要护理师帮助婴儿调整。一般来讲，睡眠姿势可分为三种，即仰卧、侧卧和俯卧，三种姿势各有利弊。

仰卧的睡觉姿势常被大多数爸爸妈妈所接受和喜欢。因为采取这种睡姿时婴儿的头可以自由转动，呼吸也比较顺畅，同时，父母可以随时观察到婴儿的面部表情，体重对内脏的压力也小。但仰卧有两个缺点：一是头颅容易变形，几个月后婴儿的头枕后部可能会睡得扁扁的；二是当婴儿吐奶时容易呛到气管内。

侧卧睡姿的婴儿，最好采用右侧位，能避免心脏受压，又能预防吐奶，特别是刚吃完奶后婴儿更适宜右侧卧，有利于胃内食物顺利进入肠道。但也不能始终朝一侧睡，应该经常给新生儿调整左右方向，以免发生脸部两侧发育不对称的现象。

俯卧睡是欧美国家常常采取的姿势，他们认为俯卧时婴儿血氧分压比仰卧时高 5~10 毫米汞柱，这就是说俯卧时肺功能比仰卧时要好。另外婴儿吐奶时不会呛到气管内，头颅也不会睡得扁平。腹部不舒服的新生儿可以采取俯卧位。新生儿是腹式呼吸，这样可以有效地按摩腹部。这种睡姿的缺点是因为婴儿还不能自己抬头，俯卧睡时容易把鼻口堵住。因此，采取俯卧睡姿时，父母一定要随时观察婴儿的情况，避免发生意外窒息。

我们提倡侧卧姿势与仰卧姿势相结合，最好经常变换睡眠姿势，可避免头颅变形。为提高婴儿颈部的力量，训练婴儿抬头，每天可以让婴儿俯卧睡一会儿，但时间不要太长，注意不要堵住鼻口。当婴儿自己会翻身后，他会找到自己最习惯、最舒适的姿势。

（二）如何让婴儿睡得安稳

1. 卧室内要有适度的光线，因为婴儿喜欢睡在比较暗的环境中，但最好有适度的光源。

2. 抱着哄睡时，要离婴儿睡觉的小床尽量近一些。现在提倡婴儿睡觉的小床放在产妇的床边。

3. 在哄婴儿睡觉之前，应该先把床铺好，以免临时整理床铺吵醒婴儿。如果护理师由左（右）边将婴儿放下，就把婴儿放在左（右）手臂上喂奶，或是哄睡。婴儿床最好不要靠墙，这样从两边都可以放婴儿躺进去。

4. 保持产妇与婴儿的接触有利于婴儿睡眠。因为婴儿突然离开妈妈的怀抱，很容易发生惊跳，然后醒过来。这时，需要在放下婴儿的同时轻轻拍哄，等婴儿睡稳之后，仍要将手放在婴儿的身上待一会儿，也可以哼唱一些催眠曲或是说一些有节奏的话语哄婴儿安稳入睡。此外，对于焦躁不安的婴儿，某些具有安慰作用的吮吸往往可以使婴儿安静下来，如自己的手指或者安抚奶嘴（在给婴儿之前要经过消毒）等，随着吮吸动作的缓和，婴儿会逐渐进入睡眠状态。

（三）婴儿是否需要用枕头

1. 新生儿最好不用枕头，这是因为：

（1）新生儿的脊柱是直的，尚未形成生理弯曲，平躺时，其背和后脑勺在同一平面上，不会造成肌肉紧绷状态而导致落枕。

（2）新生儿的头大，几乎与肩宽相等，平睡、侧睡都很自然，不需要枕头。

（3）新生儿的颈部很短，头部被垫高了，反而很不舒服，并且容易形成头颈弯曲，影响新生儿的呼吸和吞咽，甚至导致意外。

（4）如果新生儿有溢奶或吐奶的现象时，可用折叠的毛巾或小枕头将其上半身略垫高一些，并右侧睡，以防吐奶。

2. 婴儿1岁就可以开始用枕头了，合适的枕头能提高婴儿睡眠质量，应根据婴儿发育的变化及时调整枕头的厚度。

3. 为婴儿挑选合适的枕头应注意以下几个方面：

（1）要有支撑颈部的基本构造。

（2）选择合适的高度。

（3）要有良好的填充材料。

（4）软硬度要合适。

（5）材质要透气。

（6）易清洗。

新生儿抚触及婴幼儿按摩

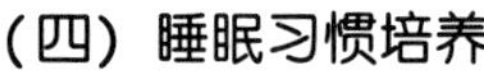

（四）睡眠习惯培养

新生儿的神经系统发育不太完善，大脑皮层兴奋度低，因此，容易疲劳，易入睡。

新生儿睡眠时会手足突然抖动或者一惊，这是正常的睡眠现象，有时也会哼哼几声，动动身体，这是睡累了换个姿势，是正常的睡眠现象。

不要让新生儿养成抱睡的习惯，否则会给以后的护理增加难度。

十六、抚触

（一）抚触的概念

抚触是指通过抚触者双手对被抚触者皮肤各部位进行有次序、有手法、有技巧的抚摸。婴儿生长发育中除了口部的饥渴，尚有皮肤的“饥渴”必须得到满足。即使是婴儿，也始终是感情的动物和社会的动物，因此，除了物质性的需求外，更有情感上的需求如被爱和关怀，以及社会的需求如交往。婴儿抚触正是满足了婴儿的这些需求，使其身心受到抚慰，消除孤独、焦虑、恐惧等不良情绪，引起全身（神经、内分泌及免疫等系统）一系列良性反应，从而促进婴儿身心的健康发育。这个过程是身（局部）—心—身（整体）的良性反馈过程，在这个过程中，情感的交流是极为重要的。在婴儿尚无语言交流能力的情况下，通过肌肤接触这一非语言交际形式进行情感交流就显得尤为重要。

（二）抚触的意义

抚触是一种历史悠久的护理方法，可以说自从有了人类就有了抚触。在自然分娩过程中，胎儿就接受了母体产道收缩所带来的特殊抚触。

胎儿在孕育中适应了子宫内温度、营养的环境，当出生后，温度、湿度、空间及营养供给都发生了变化，使婴儿从心理上到生理上产生不安全感甚至出现病理症状。抚触可通过对婴儿皮肤的温和刺激而传入中枢神经系统，产生一系列生理效应，有利于新生儿生理发育。

（三）抚触的作用

1. 能增进迷走神经的兴奋性，促进胃泌素和胰岛素的释放，促进婴儿消化吸收、食欲和体重增长。

2. 能促进呼吸循环功能，使婴儿浅而不安全的呼吸变得平稳。

3. 稳定婴儿情绪，减少哭闹，增加和改善婴儿睡眠，使婴儿睡眠节律好，从而促进婴儿智力发育。

4. 促进婴儿血液循环和皮肤的新陈代谢。

5. 能提高肌体免疫力，增强抗病能力。

6. 增加母子感情交流，给婴儿更多安全感、自信心，对婴儿性格的形成也很有益处。

7. 抚触对早产儿生长发育尤其有利。抚触对促进早产儿生长发育起到了积极作用，抚触可增加早产儿的体重及奶量摄入，增强体质，改善睡眠。

（四）抚触前的准备

1. 首先应保证穿戴合适，然后洗净双手。实施抚触前，应双手相互反复搓揉，使手掌发热。

2. 抚触的时间最好在两次喂奶之间，或在洗澡、游泳之后。

保持室内温度在 28 摄氏度左右，环境干净整洁，空气新鲜，没有对流风。婴儿全裸时，应保持台面温度在 36~37 摄氏度。最好有音乐播放器，以便一边抚触，一边播放轻柔的音乐。

3. 物品准备。

（1）抚触台：柔软舒适，温度适中。

（2）抚触油：安全、环保，不会引起皮肤的过敏或不适。

（3）毛巾和盖被：对局部抚触时，可将其他部位盖起来。

（4）音乐播放器：播放柔和轻松的音乐。

（五）抚触的顺序

抚触的一般顺序是：头部→胸部→腹部→上肢→下肢→背部→臀部。

（六）婴儿各部位抚触方法及功效

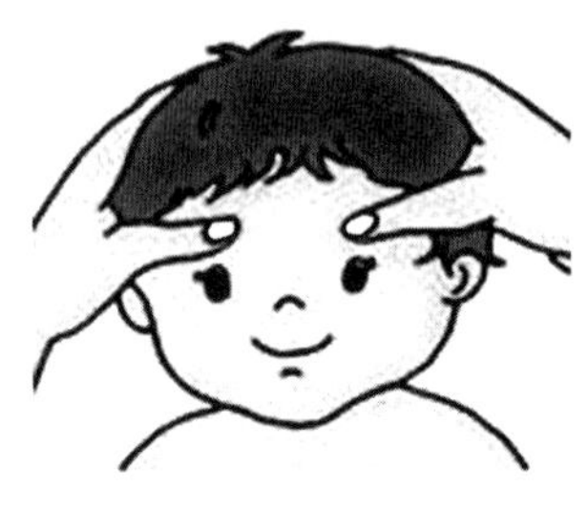

图 4-9

1. 眉部抚触

功效：舒缓面部肌肉，明目、醒脑等。

方法：两手拇指水平放在婴儿眉头上方，其余四指放在头后部。两手拇指从眉头上部向双颞侧水平推压至太阳穴处停止，也可继续至耳后或向下滑动至颈部（图 4-9）。

次数：重复 3 次。

速度：缓慢。

力度：适中。

2. 鼻两侧抚触

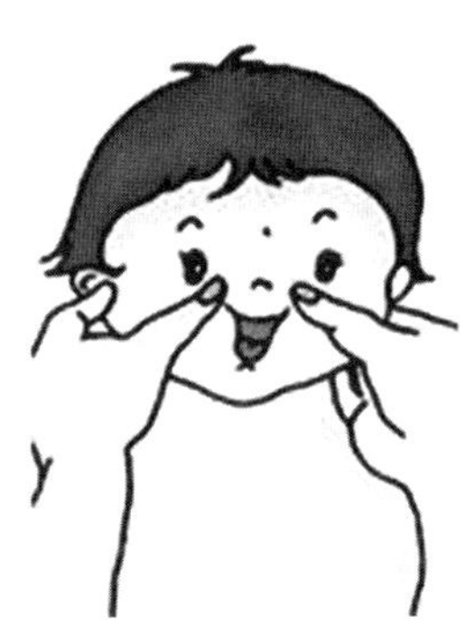

图 4-10

功效：舒缓面部肌肉，明目、醒脑等。

方法：两手拇指置于婴儿眼眶下、鼻两侧，其他四指放在脑后。两手拇指沿着鼻梁两侧向下推压至鼻翼两侧后，拇指渐转为水平状绕过颧骨继续推压至耳前停止（图 4-10）。

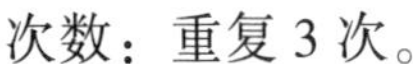

次数：重复 3 次。

速度：缓慢。

力度：适中。

3. 手心抚触

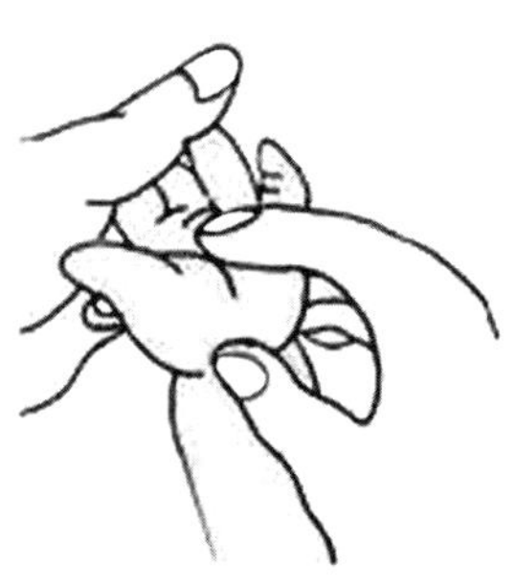

图 4-11

功效：手心里有全身的穴位，按摩手心可以刺激全身各穴位，同时也是清洁手掌的过程。

方法：让婴儿的手心向上，护理师将右手拇指放在婴儿横掌纹前部，并以此为圆心，用食指沿着婴儿手掌边部顺时针做环状搓动（图 4-11）。

次数：右手 16 圈，左手 24 圈。

速度：中速。

力度：适中。

4. 手背按摩

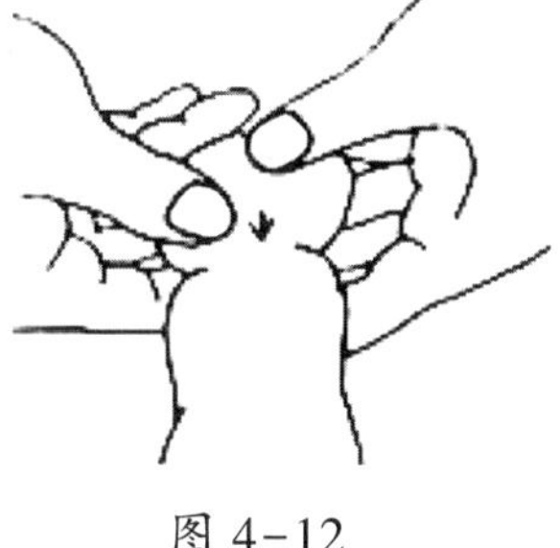

图 4-12

功效：按摩手背有刺激神经疏通，促进手背的血液循环、肌肉运动的作用。

方法：婴儿的手背朝下，护理师将两手的拇指放在婴儿的手背上，食指和中指放在手心，与无名指、小指配合轻轻夹住婴儿的手，两拇指一前一后在手背部搓动（图 4-12）。

次数：右手搓 16 下，左手搓 24 下。

速度：中速。

力度：适中。

5. 手指抚触

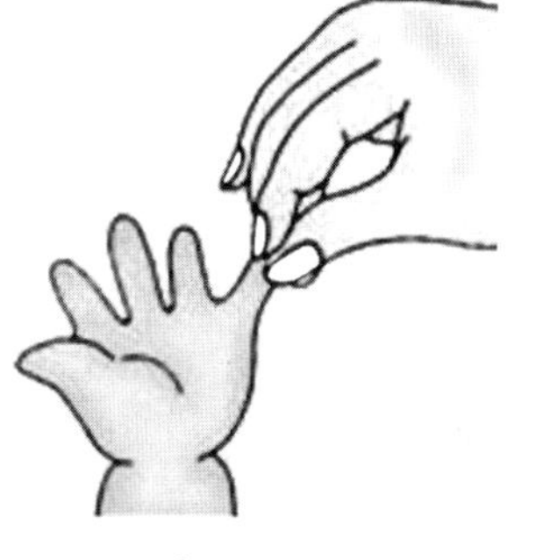

图 4-13

功效：为精细运动做准备。

方法：用拇指、食指、中指三个指头轻轻捏住婴儿的一根手指，由指根处向指尖转动，依次由大拇指转至小拇指（图 4-13）。

次数：以一遍亲子儿歌为一个手指完整的抚触过程。右手做 3 遍，左手做 5 遍。

速度：中速。

力度：适中。

6. 搓动手臂

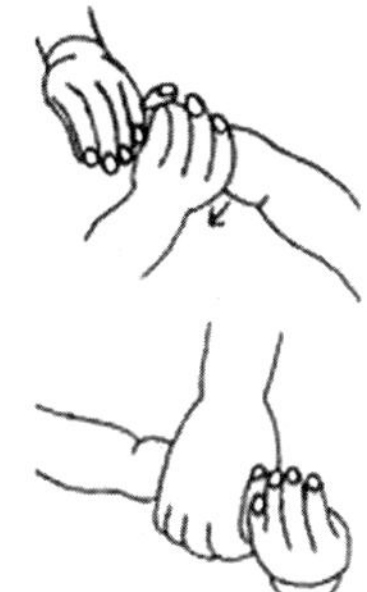

图 4-14

功效：有助于活动手臂肌肉，疏通血液。

方法：按摩时，右手拇指在下，其他四指在上，轻松地环在婴儿的手臂上，左手握住婴儿的手指，从腕关节开始，向上搓至肩关节，再往下搓至腕关节为一个完整的过程（图 4-14）。

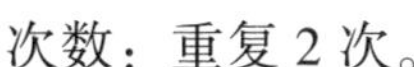

次数：重复 2 次。

速度：中速。

力度：适中。手全面与婴儿的手臂接触，但不要伤到婴儿的皮肤。

7. 手臂大运动

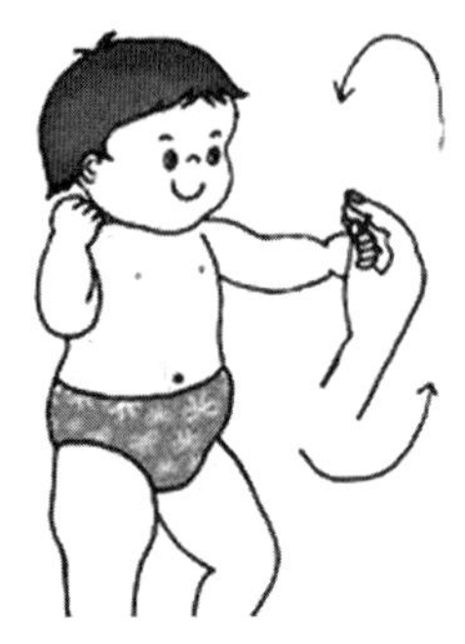
图 4-15

功效：肩、肘、腕三个关节得到运动。

方法：以肩关节为轴做圆周运动。将婴儿手臂由身体的侧部提起至身体 90 度，然后以肩部为轴向外做循环运动一周回到原位（图 4-15）。

次数：两手臂各重复 4 次。

速度：中速。

力度：轻微，不要引起婴儿疼痛。

8. 胸大肌舒展

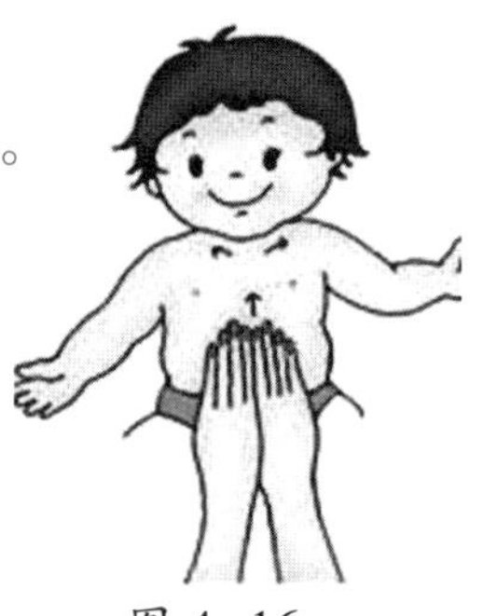
图 4-16

功效：促进血液循环及胸式呼吸，增加胸部运动等。

方法：按摩时，两手展平，置于婴儿胸部中央，指尖自胸骨下开始，全手掌紧贴前胸向上推动，五指碰到锁骨后，逐渐向两侧推向肩胛（图 4-16）。

次数：重复 4 次。

速度：缓慢。

力度：力量稍大。

9. 扩胸运动

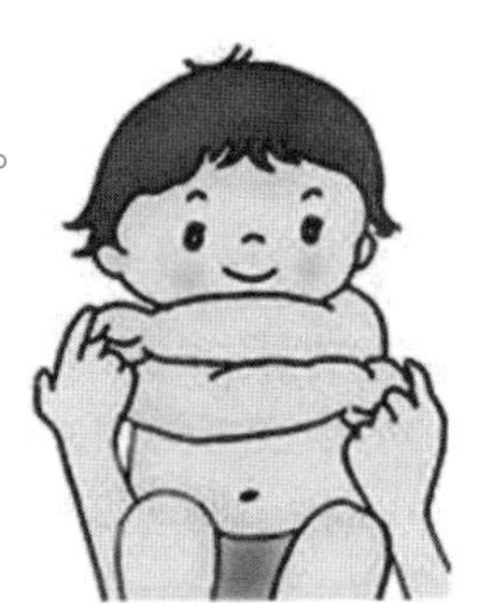
图 4-17

功效：促进血液循环及胸式呼吸，增加胸部运动等。

方法：两手握住婴儿的双手，向两侧水平伸展，然后向身体的中心部位交叉抱臂，右臂在上；再向两侧水平伸展，然后向身体的中心部位交叉抱臂，左臂在上。婴儿出生后为腹式呼吸，通过扩胸运动，可以促进婴儿的胸式呼吸（图 4-17）。

次数：重复 4 次。

速度：缓慢。

力度：力量稍大。

10. 腹部抚触

功效：促进肠蠕动，大便通畅，增强胃肠功能等。

方法：按摩时，右手指尖向左放在婴儿的下腹部，全手掌接触到婴儿的皮肤后，沿顺时针方向开始推向左上腹，再转向右上腹，右下腹终止，左手并排跟进，沿同一轨迹至右下腹终止（图4-18）。

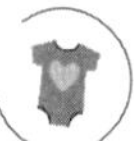

次数：重复 3~4 次。

速度：缓慢。

力度：力量稍大，可看到指尖前皮肤出现皱纹。

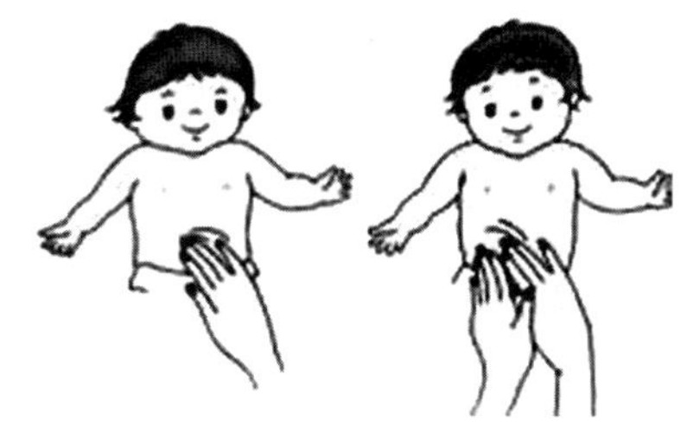

图 4-18

11. 足底抚触

功效：足底有全身的穴位，抚触足底可促进全身各器官功能的健全。

方法：婴儿仰卧，将右手拇指放在婴儿足跟处，以此为圆心，使食指沿婴儿内（外）沿做顺时针环状搓动（图 4-19）。

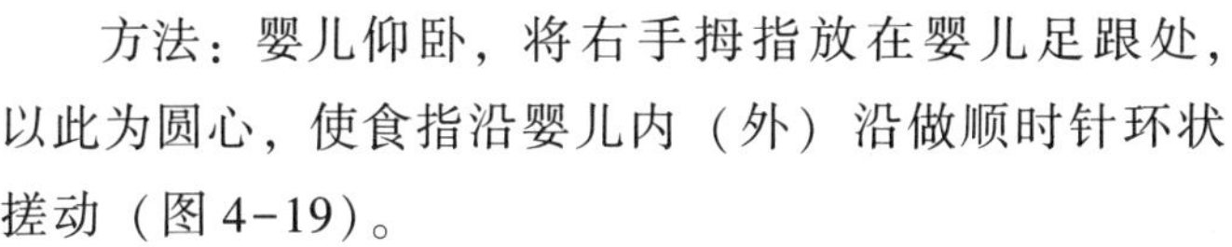

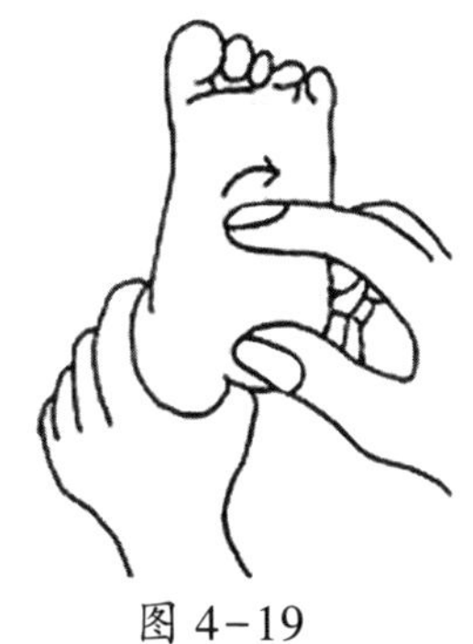

图 4-19

次数：右足心 16 圈，左足心 24 圈。

速度：中速。

力度：适中。

12. 足背抚触

功效：活动肌肉，疏通血液。

方法：婴儿仰卧，将两手的食指、中指置于足下，与无名指、小拇指配合轻轻用力夹住婴儿的小脚，两大拇指横向一上一下搓动。

次数：右脚 16 下，左脚 24 下（图 4-20）。

速度：中速。

力度：轻度。

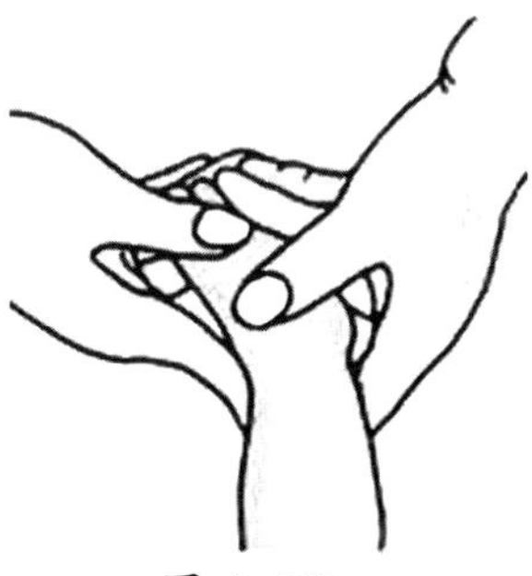

图 4-20

13. 脚趾抚触。

功效：活动肌肉，疏通血液。

方法：用拇指、食指、中指三指轻轻捏住婴儿的一根脚趾，由趾根处向趾尖转动，顺序从大拇指依次至小拇指（图 4-21）。

次数：一遍儿歌为一个完整的脚趾抚触过程。右脚做 3 遍，左脚做 5 遍。

速度：中速。

力度：轻度。

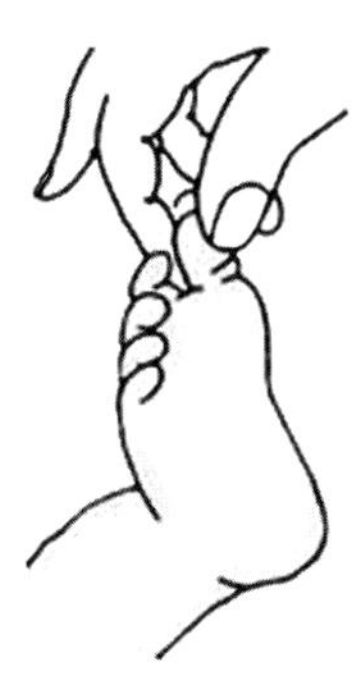

图 4-21

14. 搓动脚部

功效：活动腿部肌肉，疏通血管。

方法：按摩时，左手握住婴儿的足部，右手用拇指和其他四指，轻轻环在婴儿的小腿上，从踝关节向髋关节移动，再移回踝关节处为一个完整的过程（图4−22）。

次数：重复2次。

速度：适中。

力度：适中。手要全面与婴儿的腿部接触，但不要伤到婴儿的皮肤。

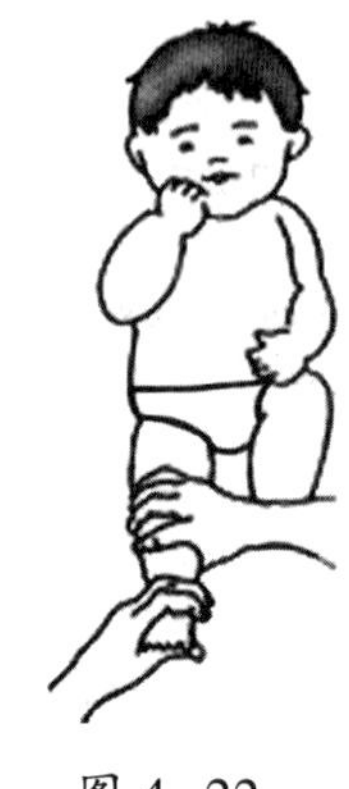
图4−22

15. 膝部弯曲

功效：使膝关节变得有力。

方法：婴儿仰卧，握住婴儿双腿，先抬起婴儿的右腿向腹部推动，使婴儿的大腿部紧贴在婴儿的腹部后收回右腿，再抬起婴儿的左腿做同样的动作（图4−23）。

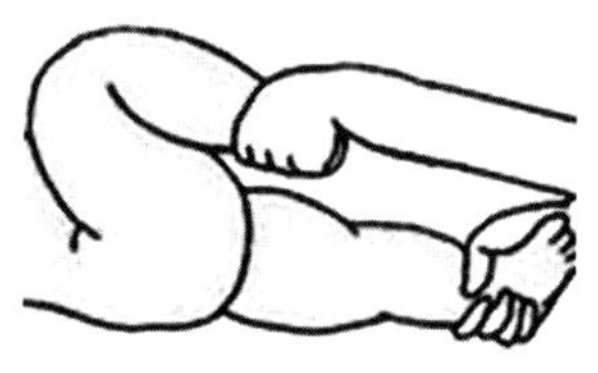
图4−23

次数：右腿、左腿各运动2次为一下，共做16下。

速度：适中。

力度：适中。

16. 双腿上举运动

功效：松筋练骨，增强腿部运动。

方法：婴儿仰卧，将拇指放在婴儿的小腿肚上，其余四指并拢放在膝盖上，向上举起达90°，然后再复原。以举起并复原为一个过程（图4−24）。

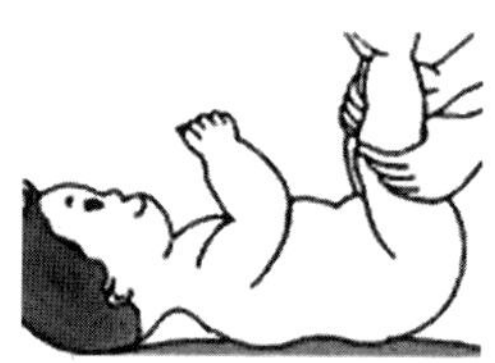
图4−24

次数：重复4次。

速度：适中。

力度：轻度，不要引起婴儿疼痛。

17. 双腿外展运动

功效：有松开肌肉活动髋关节的功效。

方法：婴儿仰卧，两手握住向上推直至弯曲，慢慢做外展运动，直至两膝接触床面（图4−25）。

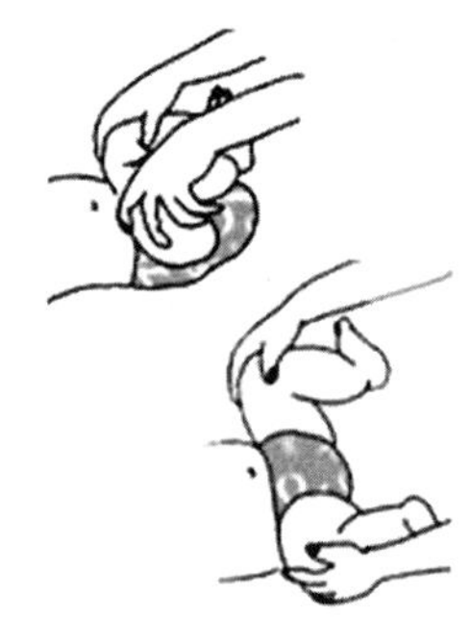
图4−25

次数：上述动作包括两腿内收，并向下回到原位，为一个八拍。做 4 个八拍。

速度：慢速。

力度：适中。

18. 腿部大运动

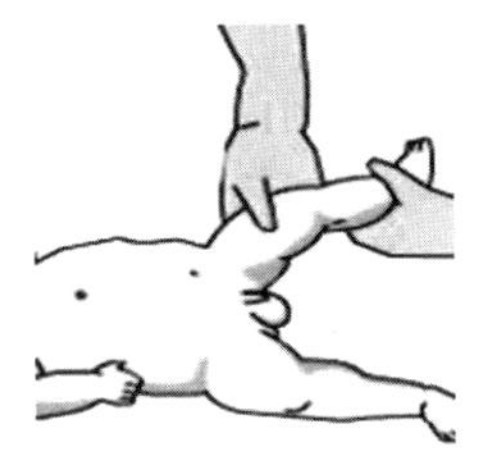
图 4–26

功效：以髋关节为轴做圆周运动，使髋关节、膝关节、踝关节都得到活动。

方法：婴儿仰卧，握住婴儿的脚，提起小腿至身体 90°处，然后以踝关节为轴，向外做循环转动一周然后回到原位。此为一个完整过程（图 4–26）。

次数：左右腿各重复 4 次。

速度：适中。

力度：适中。转动时不要引起婴儿疼痛。

19. 合谷穴抚触

功效：中医说："合谷头面收。"头面的功能都与合谷穴有关，头痛、头晕、伤风、感冒都与合谷穴有关，合谷穴的抚触可以清醒头脑，对心脏的健康也有帮助。

方法：合谷穴位于拇指和食指延长线交叉前面，护理师可以用拇指沿顺时针方向揉动（图 4–27）。

次数：右手揉动 20~30 圈，左手揉动 30~40 圈。

速度：中速。

力度：适中。

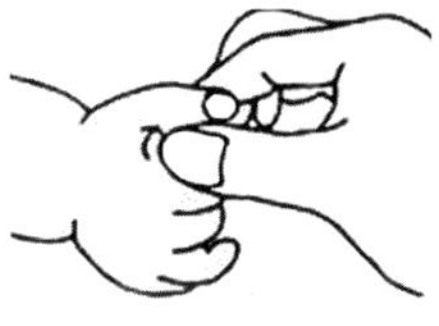

图 4–27

20. 按摩足三里

功效：足三里是胃肠道的保健穴。但凡腹痛、腹泻、恶心、呕吐、便秘、胃肠不通时按摩足三里都会有效。

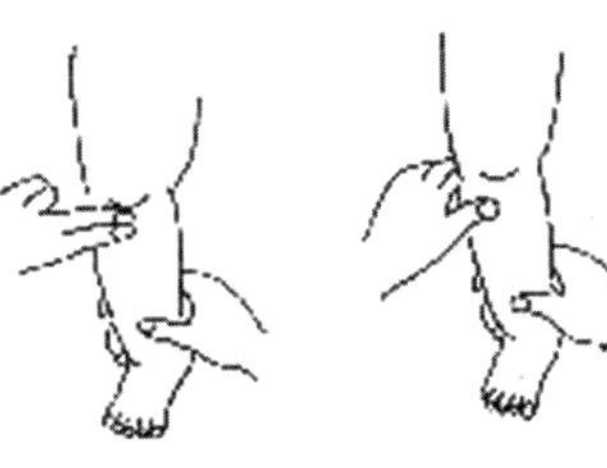
图 4–28

方法：足三里在髌骨下二指宽处胫骨外侧。护理人员可以将右手拇指竖立在穴道上，做顺时针揉动（图 4–28）。

次数：右腿揉动 20~30 次，左腿揉动 30~40 次。

速度：中速。

力度：适中。

21. 捏脊

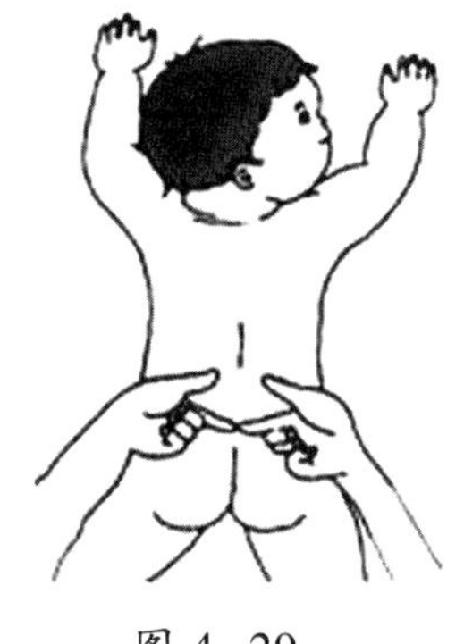
图 4-29

功效：人体腹为阴，背为阳，腹有任脉，背有督脉，是人体重要经络的必经之处，所以搓动督脉，可以动员全身阳气。其中最重要的就是后天之本如脾的阳气。脾主运化，即消化，消化功能旺盛，食欲就会增加，体重就会增长。

方法：婴儿俯卧，护理师将两食指弯曲，指背向下置于长强穴（尾骨穴）上，沿脊柱方向向上推动至皮肤起皱褶，分3次推至大椎穴（颈椎下的隆起处）。起初婴儿会有不适，可能会哭泣，可以采取转移注意力的方式让他逐渐适应。在捏的过程中，应注意观察婴儿的反应，不要引起婴儿的疼痛和恐惧（图4-29）。

22. 抚触脾腧、胃腧、肾腧

在捏脊第二次后抚触脾腧、胃腧；在捏脊第三次后抚触肾腧（图4-30）。

抚触脾腧：两侧胸廓下缘向中央连线，交叉在脊椎，其两侧的肌肉就是脾腧的位置。双拇指按压2次。力度适中。

抚触胃腧：胸廓中央部向中连线至脊柱，其两侧肌肉就是胃腧。双拇指按压2次。力度适中。

抚触肾腧：在第二腰椎下脊柱两侧为肾腧。两手指横放向两侧分开，轻轻按压3次。力度适中。

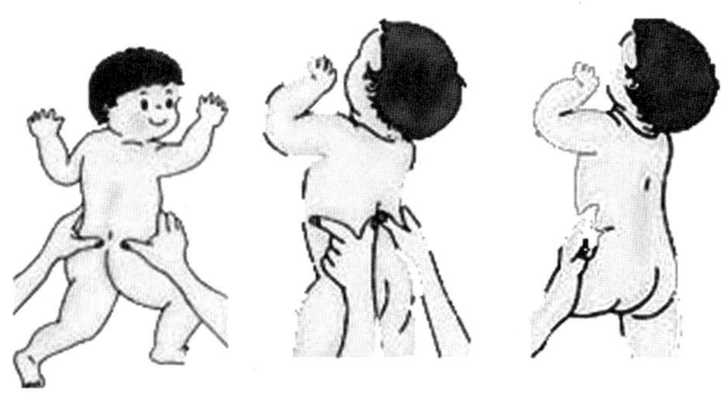

图 4-30

（七）抚触的注意事项

1. 护理师在抚触时不可戴戒指、手表，抚触前通过搓掌等方式使手温合适，并涂抹婴儿抚触油，以免伤害婴儿的皮肤。

2. 室内温度控制在27~28摄氏度。

3. 抚触时间应在两次喂奶中间或吃奶半小时以后，以防止溢奶。切忌在新生儿过饱、过饿、疲劳的时候抚触，否则不但不能让婴儿享受亲子之间的快乐，反而会使其反感。

4. 每次抚触的时间控制在10分钟左右，每个部位2分钟左右，每日1~2次。

5. 力度要适中，太轻会让婴儿发痒，引起不适或反感，太重容易伤到婴儿皮肤。力度要根据婴儿的反应做调整，通常的标准是：做完之后如果发现孩子的皮肤微微发红，则表示力度正好；如果孩子的皮肤颜色不变，则说明力度不够；如果只做了两三下皮肤就红了，说明力度太强。另外随着孩子年龄的增大，力度也应相应增加。

6. 抚触时要留意各部位安全点。

（1）头部：双手捧起婴儿头部时，要注意他的脊柱和颈部的安全。另外，应注意不要把润肤油滴到婴儿眼睛里。

（2）腹部：抚触的时候要按顺时针的方向进行，有利于婴儿胃肠消化。新生儿的脐带还未脱落时，抚触一定要小心进行，最好不要碰到它。

（3）关节处：关节是新生儿最容易感到疼的地方，所以要自如地转动婴儿的手腕、肘部和肩部的关节，不要在婴儿关节部位施加压力。

7. 程序不一定要固定。在抚触顺序上，不一定非要按照从头到脚、从左到右的顺序，也不一定每个动作都一一做到。因为有的婴儿就喜欢别人抚摸他的小肚子，而有的婴儿则喜欢动动小手，动动小脚。所以抚触应该是按照婴儿的喜好来安排，可以打乱顺序，也可以自创几个婴儿喜欢的动作。

8. 注意观察抚触过程中婴儿的情绪变化。如果婴儿有哭闹、肌张力增加、肤色异常、呕吐等异常现象应立即停止抚触。然后找找原因，尿布是不是湿了，肚子是不是饿了，想睡觉了，或是哪里不舒服了。如果不是这些客观原因，就是新生儿不喜欢抚触。因为每个婴儿的个性是不同的，当他不愿意接受抚触的时候，最好和他做一些其他活动，如放一段优美的音乐，或是做一个轻松的游戏，同样可以达到抚触的效果。

9. 早产儿的抚触应在适应的环境中进行。

10. 沐浴后抚触效果好。喂奶1小时内、脐带脱落前不可抚触，婴儿疲劳、饥渴、烦躁不安时不应做抚触。

11. 抚触的内容要按照婴儿年龄需要而定。婴儿长牙的时候，可以让他仰面躺下，多帮他按摩小脸；到了要爬的时候，可以让他趴下，帮他练习爬；学习走路的时候，除了多给他做些腿上的按摩外，脚部也是很重要的。另外，除了让婴儿身体放松外，更重要的是让婴儿心情愉悦，所以护理师为其做抚触的时候应格外温柔。

十七、按摩

（一）婴儿按摩保健的历史

婴儿按摩是人类智慧的结晶，在我国，唐代“药王”孙思邈就记载了“小儿虽无病，早起常以膏摩囟上及手足心，其辟风寒”。明清时期，婴儿按摩已经在医家形成了独特的体系，按摩专著有熊应雄的《小儿推拿广意》、骆如龙的《幼科推拿秘书》、夏云集的《保赤推拿法》、周于藩的《小儿推拿秘诀》、张振鋆的《厘正按摩要术》等流传最为广泛，影响较大的还有徐谦光的《推拿三字经》等。

婴儿按摩是一种无针、无药、无创伤、无副作用的物理疗法，也作为部分疾病如便秘、近视等的主要治疗方法，亦可作为部分疾病的辅助疗法，有利无弊，且具有易学、易掌握、易操作、方便灵活、见效快的特点。

按摩作为疾病的辅助疗法，不会给婴儿带来恐惧感。婴儿按摩不受时间、地点、环境和条件的限制，仅凭按摩者双手与婴儿肌肤的接触，多数手法均轻柔、舒适，能增加按摩者对婴儿的亲和力，易于被婴儿接受。

（二）抚触与按摩的联系与区别

抚触与按摩是经常一起出现的两个词。实际上，它们既有一定的联系，又有一定的区别。

一般来说，按摩与抚触的根本区别，在于实施者使用力度的大小差别。通常，做抚触的手法一定要轻，适宜于婴儿娇嫩的皮肤和躯体特点。同时，还必须注意施行抚触的时间，通常宜选择在沐浴前后、午睡前及晚上睡觉之前。如果在白天两次哺喂之间抚触，一定要注意在婴儿精神状态良好、不疲倦、不烦躁、不饥饿的情况下施行。如果婴儿有困倦表现，则不宜实施。抚触适合1岁以内的婴儿。

根据中医理论，人体体表的特定部位与其器官、系统、脏腑存在着一一对应的关系。因此，可以通过运用各种手法技巧，按摩可起到平衡阴阳、

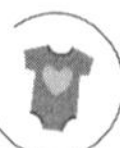

调整肝脏的作用，达到防治疾病的目的。按摩的力度稍大，尤其需要刺激的穴位，是实行点按法的。具有2000年历史的中医按摩属于传统的“生物医学模式”，适合1岁以上的婴儿以及儿童、成人等。

（三）婴儿按摩的意义

1. 促进动作的协调和发展。
2. 增强骨骼肌肉的系统功能。
3. 健壮婴儿的呼吸器官，使肺活量增加。
4. 促进血液循环和新陈代谢。
5. 维持快乐情绪，促进心理健康发展。

（四）婴儿各部位的按摩方法

在婴儿按摩过程中可以配合儿歌，一边做一边唱，如果由父母来实施，婴儿一般也会乐于接受，这是婴儿和父母非常好的互动机会。按摩的具体部位和步骤，可参照本书抚触部分。注意力度可比抚触稍加大并找准穴位按点按摩。

十八、游泳

（一）婴儿游泳的概念

婴儿游泳是指12个月内的婴儿在专用安全保护措施下，在经过专门培训的人员操作和看护下进行的一项水中早期保健活动，分为有次序、有部位、有技巧的婴儿被动游泳操和婴儿自主游动两个部分。

有研究认为，经过游泳锻炼的婴儿，胃肠道激素如促胃液素、胰岛素释放增多，使其对食物的需求和吸收也有所增强，同时游泳也可促进体内鸟氨酸脱羟酶与生长激素水平的升高，会使婴儿的生长速度加快。在对胎儿、新生儿、婴儿的心理、生理的大量研究的基础上，发明了婴儿游泳器材和游泳操。婴儿游泳是一项保健活动，在专用游泳池、防水护脐贴等专业设备及专人保护措施的严格保护下进行。

（二）婴儿游泳的特征和生理学基础

1. 婴儿游泳的特征

婴儿游泳与抚触同为婴儿早期的保健活动。自主游泳（着重于以水为介质的皮肤接触及大动作、大关节的自主活动）和被动游泳操活动，两者互为补充，可以温柔而自然地刺激婴儿的视觉、温觉、嗅觉、触觉，尤其是平衡觉。游泳还可以对婴儿特定部位皮肤、肢体、关节、骨骼进行主动和被动的活动与刺激，并间接地作用到脏器及各神经系统。

2. 婴儿游泳的生理学基础

婴儿游泳可以促进生长发育和对食物的消化吸收，减弱应激反应，提高婴儿抗病能力，促进婴儿正常睡眠节律的建立，减少不良睡眠习惯和哭闹，促进亲子情感交流。婴儿游泳不仅是皮肤与水的接触，而且是视觉、听觉、触觉、动觉、平衡觉的综合信息传递过程。婴儿游泳利于婴幼儿早期的智力发育，即对外界尽快作出应答的能力，如爬行早、反应早，同时也有利于情商的发育和提高。

（三）婴儿游泳的作用

新生儿游泳作为对新生儿的一项综合的不添加额外药物或治疗措施的保健项目，对消化、呼吸、循环、骨骼等系统均有益，尤其是中枢系统脑神经细胞的快速生长和发育。

对护理行业来说，婴儿游泳给他们带来的是广泛的人性化产后延伸服务。从更高的层次来说，婴儿游泳是家庭亲情的纽带，更有益于个人家庭的健康发展，增进家庭成员之间的亲密。

从更广泛的角度来说，婴儿游泳还将促进整个社会健康水平的提高，有利于社会的和谐发展。科学研究证实，游泳使新生儿胎便排出时间、胎便转黄时间均显著提前，生理性体重减轻恢复时间明显缩短。新生儿游泳后，吃奶香，睡得沉，清醒时反应好，减少发生皮疹、湿疹，对婴儿生长发育大有裨益。

（四）婴儿游泳的基本要求

1. 室温在28摄氏度左右，水温在38摄氏度左右。

2. 在吃奶后1小时进行游泳及抚触，每次10分钟左右。

3. 应选择高质量的新生儿游泳圈和游泳桶，以确保安全。

4. 保证泳池中水的清洁。

5. 住院期间为防止交叉感染，游泳桶内应套一次性塑料袋，一人一桶水。

6. 婴儿游泳必须经指定单位专人培训，严格按操作规程进行。

7. 婴儿游泳池（或较大的浴盆）水深应大于60厘米，以新生儿足不触

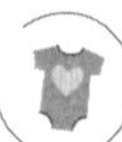

及池底为标准。

8. 新生儿必须在监护人的一臂距离之内。

（五）婴儿游泳应注意的问题

1. 婴儿游泳期间护理师必须做好看护工作。

2. 应对婴儿游泳专用保护圈进行安全检查，如型号是否匹配，保险按扣是否牢固，保护圈是否漏气（图 4-31）。

3. 为婴儿套好游泳圈，检查是否垫托在预设位置，注意游泳圈的型号，逐渐且缓慢入水。

4. 游泳完毕要迅速为婴儿擦干水迹，并注意保温，然后取下游泳圈。

5. 游泳完毕要用 75%的酒精给脐部消毒 2 次（图 4-32）。

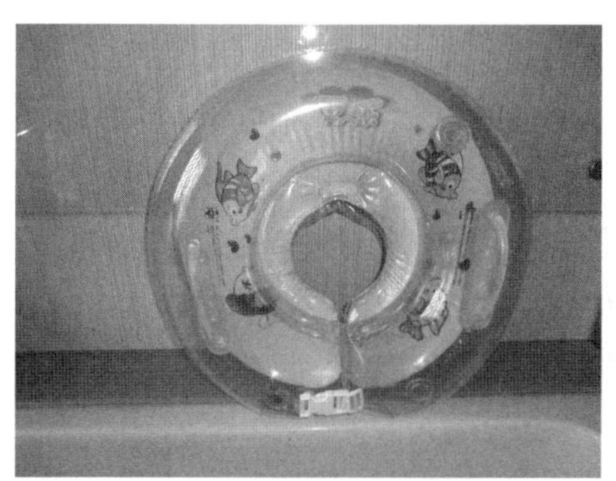

图 4-31

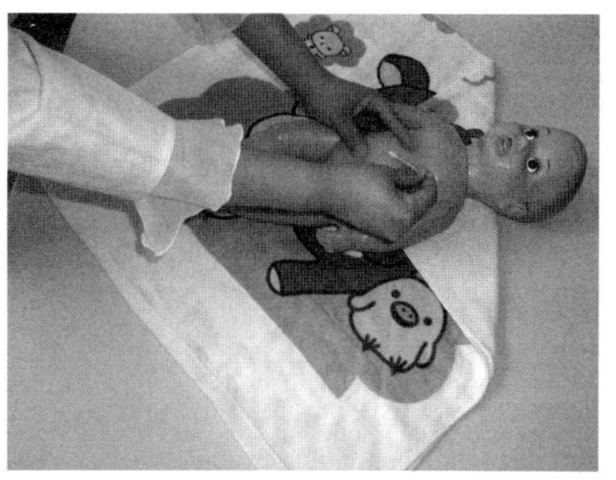

图 4-32

6. 婴儿游泳操在住院期间由经过专门培训的医务人员进行操作。出院后高级母婴护理师可根据婴儿游泳的情况（自主活动的程度、力度、范围），决定是否给婴儿做游泳操。游泳操操作者必须经过专门培训，按照正确的操作手法和规程进行规范的游泳操操作。否则，不注意操作部位、手法、力度、方向，可能导致婴儿关节、皮肤、韧带的损伤。

（六）婴儿游泳操

1. 操作前的准备

（1）温度：室温达 28 摄氏度，水温达 38 摄氏度。

（2）泳圈：检查游泳圈有无破损，双气道充气达 90%以上。

（3）泳池：一人一水一薄膜（图 4-33），池中可以安放振动棒（产生震波纹）。

（4）物品及操作人员：备好毛巾、尿片、替换的衣物、润肤液；操作人员剪好指甲，修好甲缘以防磨伤婴儿皮肤；播放轻柔的音乐，一种音乐最好相对固定播放一段时间（图4-34）。

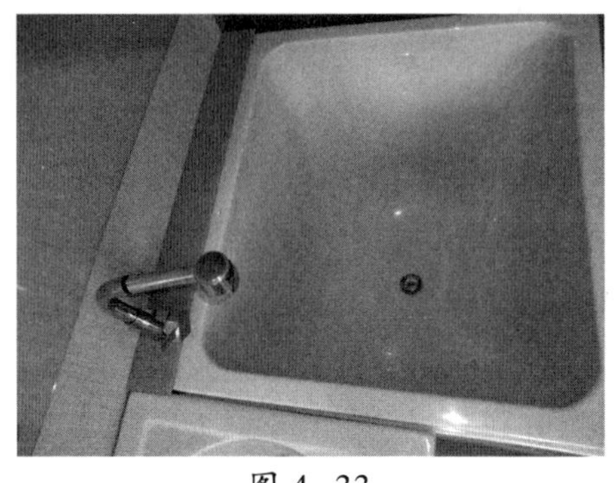
图4-33

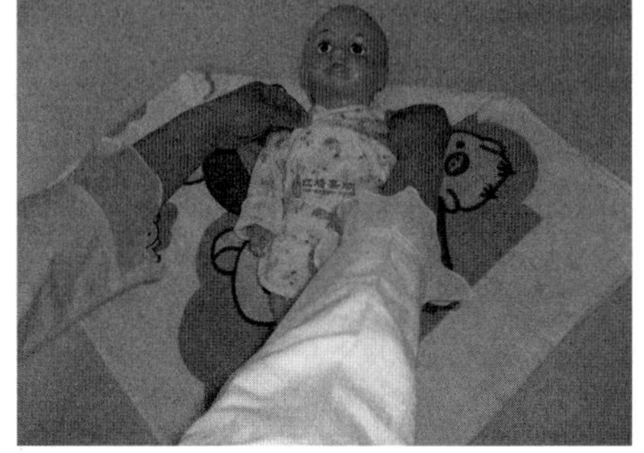
图4-34

2. 操作步骤

双手对婴儿的各部位及皮肤进行有次序、有力度、有方向、有手法、有爱心、有技巧的游泳操和抚触操作，以下每个动作分别做4个八拍。

（1）肩关节。护理师双手握住婴儿的上臂，按节拍前后摆动上臂，小角度地做圆圈和外展、内收运动（约30度，注意不要牵拉）（图4-35）。

（2）肘关节。护理师双手握着婴儿的前臂，按节拍使其肘关节有节律地屈、伸（大于90度）（图4-36）。

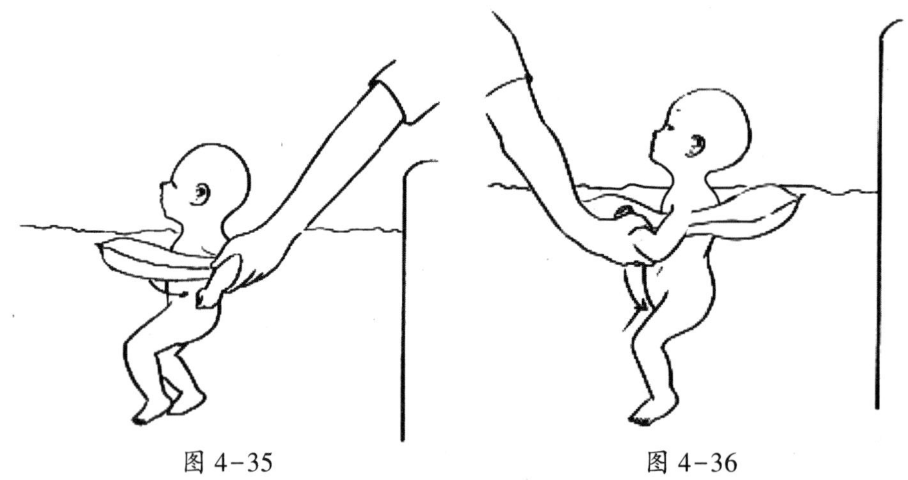
图4-35　　图4-36

（3）腕关节。护理师双手握住婴儿的腕关节，拇指放在婴儿手掌根部（大小鱼际肌处），食指及中指放在手背腕关节处，使其腕关节有节拍地屈、伸（50度~60度）。之后，护理师双手拇指与其他四指前后捏住婴儿上臂、

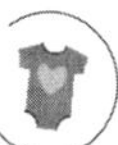

前臂，上下左右进行轻柔按摩。最后，护理师双手拇指放于肘关节窝中部，其余四指包绕肘关节，进行轻柔按摩。

（4）髋关节。护理师双手握着婴儿股部，按节拍使其上下摆动股部（约40度），之后做外展、内收运动（约40度）（图4-37）。

（5）膝关节。护理师双手握着婴儿小腿部，有节奏地使膝关节屈、伸（70度~90度）（图4-38）。

（6）踝关节。护理师食指及中指放在婴幼儿足跟部前后，拇指放在对侧，使其踝关节有节拍地屈、伸（约40度），之后护理师双手拇指与其他四指前后捏住婴儿股部及小腿，上下左右进行轻柔按摩（图4-39）。

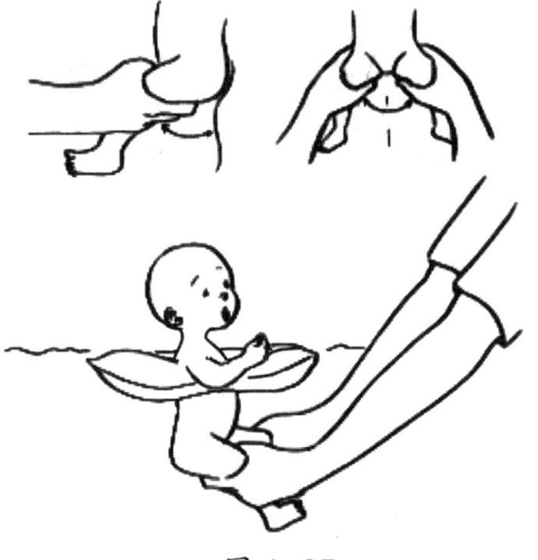

图4-37

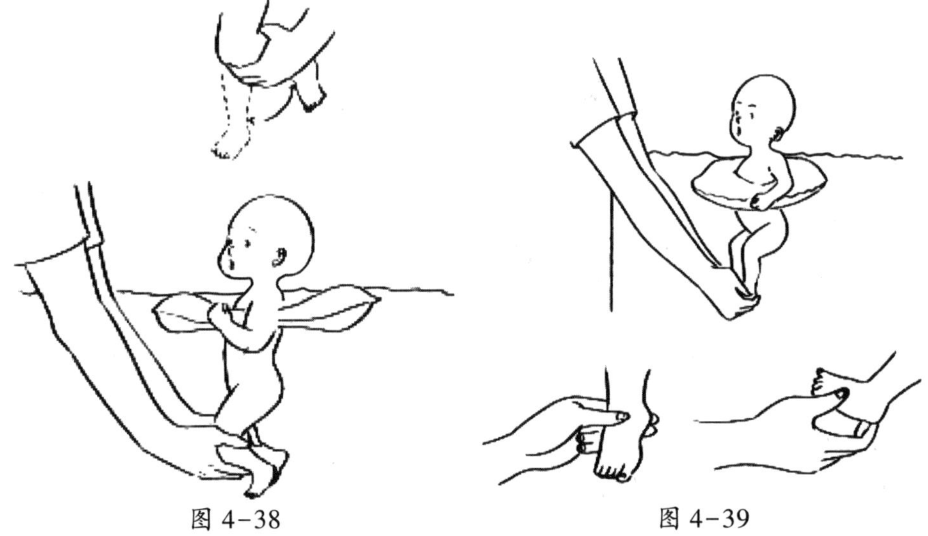

图4-38

图4-39

十九、疾病的预防与观察

（一）婴儿的疾病预防

预防婴儿疾病应注意以下三个方面。

1. 根据天气及室温随时增减衣服，饮食起居有规律。
2. 不随便带婴儿到拥挤的公共场所活动。

3. 观察婴儿睡眠，呼吸应平稳、均匀、安静而舒坦。

（二）婴儿的疾病征兆和表现

1. 入睡前烦躁、吵闹，入睡后全身干涩，面部发红，呼吸急促，脉搏超过正常数（110次左右），预示发热。面部潮红、口干舌燥，预示发热。

2. 婴儿入睡后出现大汗淋漓，睡眠不安，再伴有四方颅、出牙晚、囟门闭合太迟等征象，则有可能患上了佝偻病。

3. 婴儿发热喉红，有可能是上呼吸道感染所致。

4. 呼吸急促、咳嗽、鼻塞等，要考虑患有肺炎的可能。长期低热不退，夜间盗汗要考虑结核病的可能。

5. 阵发性咳嗽，伴有鸡鸣声应考虑是否为百日咳。

6. 经常心慌，唇青紫，应考虑是否患心脏病。

7. 全身皮肤黄染、厌食，可能感染肝炎。

8. 全身消瘦，食欲不佳，咳气，要排除消化功能障碍。

9. 原来睡眠时眼睛紧闭，后见闭不严，体虚、眼皮浮肿、尿少，应考虑是否有肾病。

10. 前额凸起，脖子发硬，伴有呕吐，可能为脑部疾病。

11. 脸色苍黄，嘴唇无血色，注意是否贫血。

12. 一旦遇到原因不明的发病疾病，则应警惕麻疹、水痘、猩红热及脑膜炎等疾病。

13. 拒食或吃奶即哭、流口水，则可能口腔或咽部有炎症。

14. 抓耳挠腮，哭声不止，伴有发热，应注意中耳炎的发生。

15. 脖子肿可能患腮腺炎。

生病期间尽量让婴儿多饮些温水，不要强迫婴儿吃东西，除医生开的药物外，不要乱给婴儿服用任何其他药剂。平时应注意室内空气新鲜，经常开窗，冬季室温维持在18~22摄氏度。如果开空调导致室内干燥，应挂几条湿毛巾增加室内湿度或使用加湿器。喂药可用推注器，喂药前最好不要吃东西，并要按时服药，不可随意中断，也不可随意漏服和加服，否则达不到治疗效果。

第三节　新生儿常见问题及紧急情况处理

即使是健康的新生儿，也会出现一些生理不适的状况。作为高级母婴护理师，应该了解新生儿的生理机制，以及常见的新生儿异常状况处理方法。

一、新生儿几种常见问题的护理

（一）发热

发热一般是由病毒或细菌感染所致，高热易引起惊厥，但新生儿应慎用退热药物。

让发热的新生儿多休息，多喝水，穿衣盖被适当。可采取物理降温（温水浴、酒精擦浴、退热贴）处理，注意观察婴儿的精神状态，如高热不退，可在医生指导下采取药物降温。

新生儿发热达到 39 摄氏度时，可进行擦浴降温，此时房间温度应保持在 25~27 摄氏度。用毛巾蘸 38 摄氏度的温水擦手臂、前胸、腹、腿，每个部位擦洗多次后用干毛巾擦干，5~6 分钟内完成，可降体温 1~2 摄氏度。

（二）咳嗽

咳嗽是最常见的新生儿呼吸系统疾病。护理师可观察新生儿咳嗽的具体情况：是刺激性咳还是干咳，有无痰，痰色，是否伴喘，有无呼吸困难等，其他伴随症状如发热、呕吐、腹泻，以及新生儿的精神状况。

护理时应让新生儿多休息，头背适当抬高，保持室内空气流通，无烟及其他刺激性气味。避免受凉，饮食清淡、可口、有营养，避免刺激性食物、冷饮，协助排痰，呛咳时应及时就诊。

（三）腹泻

腹泻常由病毒、细菌、霉菌等感染引起，也可能由消化不良、过敏等所致。

预防腹泻应注意新生儿奶瓶等用具的消毒，新生儿及护理人员保证个人卫生清洁。

新生儿一旦腹泻，应注意观察大便的次数、性状、颜色、有无脓血黏液等，以及尿量、精神、面色、肤色、哭闹、腹胀、呕吐等情况。

护理时应注意让新生儿多休息、多饮水，少量多餐，并避免腹部受凉。

（四）呕吐

呕吐可能是消化道疾病的表现，也可能是其他疾病的伴随症状。

应注意观察新生儿呕吐的次数，是否呈喷射状，呕吐物颜色，新生儿精神、面色、伴阵发哭闹或腹疼、腹胀、便少或不便的具体情况，如出现果酱样大便应立即就诊，防止肠套叠发生。

（五）漾奶

新生儿漾奶通常是由进食过多、吞入空气、贲门松弛等原因引起的，具体表现为喝奶后吐奶。

预防漾奶应注意新生儿哭闹厉害时不要马上喂奶；喂奶时不要过急，奶嘴孔大小要适宜；要让奶嘴充满奶，以防止吃进空气；喂奶前先换尿布，减少新生儿喝奶后体位变化；喂奶后拍嗝，适当调整体位；刚喝完奶尽量不做俯卧等运动及洗澡、换尿布等护理工作。

二、新生儿紧急情况的处理

（一）烫伤

1. 预防措施

（1）洗澡时应先放凉水，再放热水，试水温后再洗。

（2）不要一手抱孩子一手提暖壶，避免新生儿被热水烫伤。

（3）热水袋不能直接接触新生儿。

（4）最好不用电热毯给新生儿取暖。

2. 处理方法

烫伤后不要急于给新生儿脱衣服，首先应立即冲凉水，冲一会儿后再轻柔地为其脱下衣裤，避免烫伤的皮肤再受损伤。

（二）窒息

1. 预防措施

（1）尽量避免卧位喂母乳，以免捂着新生儿。

（2）避免新生儿单独趴睡，这种俯卧式睡眠容易引发窒息。

（3）避免孩子卷入被子中，口鼻周围避免有遮盖物。

2. 处理方法

（1）一边打急救电话一边紧急处理。

（2）清理呼吸道分泌物，提供氧气以刺激呼吸，还可以采取弹足底的方法，或进行口对口的人工呼吸。

（三）呛奶

1. 预防措施

（1）喂奶速度不宜过快。

（2）喂奶后注意拍嗝。

（3）喂奶后半小时一定要右侧卧。

2. 处理方法

呛奶后婴儿呼吸道不畅通，憋气，面色青紫，哭不出声音，应立即让其面朝下俯卧于护理师的腿上（护理师采取坐位）。护理师一手抱婴儿，一手空掌叩击婴儿背部，促使其将呛入的奶咳出。要保持婴儿头低脚高，呼吸道平直顺畅，直到婴儿哭出声来。

第四节　婴儿常见疾病的观察和护理

婴儿在出生时，由于体内有来自母体的抗体，一般不容易生病，但还有一些常见的情况需要加以注意。

一、脐炎

新生儿出生结扎后的脐带残端一般3~7天脱落，有的需要10余天或20余天（根据结扎手法不同）才能干燥脱落。

（一）形成原因

局部细菌感染。当新生儿出生后切断脐带时，其根部为新鲜伤口，脐带内的血管没有完全闭合。若护理不当，病菌进入时，可引发脐炎。如果治疗不及时，病菌进入血液可能引起败血症，甚至危及生命。

（二）临床表现

脐轮与脐周皮肤发红，脐根部有少量分泌物为脐炎的典型症状。

轻者：新生儿没有全身症状。

较重者：脐部周围皮肤红肿，脐根部有较多的脓性分泌物，并伴有臭味。

重者：新生儿伴有发烧、食欲不佳、精神状态不好等症状。

（三）护理方法

治疗脐炎的根本措施是预防，尤其是脐带脱落前的护理。应保持脐部干燥，勤换尿布，防止尿液污染。一旦发生脐炎，应及时就医。

二、黄疸

黄疸是指婴儿的血液、黏膜和皮肤出现变黄的现象，脸上最先变黄，然后是躯干，最后才是手脚。

（一）形成原因

人体血液中的红细胞在老化之后，经过代谢会产生一些废物（胆红素），最后经肝脏排出体外。而新生儿转氨酶活动力低，无法清除过多的胆红素，因而发生黄疸。新生儿黄疸多发生于母乳喂养的婴儿，即母乳性黄疸。

（二）观察

观察黄疸一定要在自然光线下进行，如果屋里光线暗或在灯光下则看不清。

轻度黄疸主要显现在巩膜、面部、躯干等部位，中度以上黄疸除此部位明显外，手心、足心亦有感染。溶血性黄疸出现早，进展快，并常伴有贫血；肝脾大或水肿感染性黄疸常伴有发热，并可发现感染；梗阻性黄疸大便色浅或呈陶土色；产伤所致黄疸可有头颅血肿或其他部位损伤原因；红细胞破坏增多，常因母婴血型不合引起。另外，窒息、缺氧、酸中毒等也会引发黄疸。

（三）类型

1. 生理性黄疸

60%正常足月儿在出生后的第 2~3 天出现黄疸，在第 4~5 天达到高峰，在 1~2 周内消失。

80%早产儿、低体重儿会出现黄疸，且出现时间较早（24 小时内），黄疸程度重，消退时间长，一般长于3周，黄疸指数平均在11~12毫克每100毫升。

2. 病理性黄疸

病理性黄疸常见于血液方面的疾病如ABO血型不合，肝脏疾病如先天性胆道闭锁、肝炎；感染造成肝功能降低；生产过程导致新生儿头皮淤血。

病理性黄疸出现得早（24小时内），发展快，退得慢，当黄疸指数大于15毫克每百毫升就必须治疗了。

（四）黄疸指数

简称胆红素的浓度，黄疸指数12毫克每百毫升，代表100毫升血液中存在12毫克的胆红素。

（五）晚发型母乳性黄疸

母乳本身含有一些阻碍胆红素排泄的物质，若怀疑是这种情况，可暂停喂母乳2~3天，以做鉴别诊断。一般而言，黄疸可因暂停母乳而逐渐退去，之后，再喂母乳就不会有严重的黄疸发生。

母乳引起的黄疸持续1~2个月时，护理人员须提高警惕，注意通过新生儿日常活动及大便颜色来区分是否为病理性黄疸，以免延误就医。如发现灰白色大便应排除是否为胆道闭锁。

表现：黄疸持续时间长，可达2~3个月，精神及生长发育良好，暂停母乳喂养可减轻。

处理建议：请医生协助确定，不用特殊治疗，可自愈。

（六）护理方法

每天仔细观察新生儿眼白、皮肤、黏膜、手心脚心颜色变化，包括新生儿的精神状况，并做好记录，若婴儿的黄疸3周不退则需要去医院就诊。

黄疸高峰期要多喂奶、水，晒太阳。

三、脱水热

原因：体温调节功能不完善，外界温度高。

表现：无原因突然发热，精神尚可，饮食佳。

预防措施：注意补充水分以及外界温度调节，穿衣盖被适度。

四、脓疱疮

原因：皮肤感染。

表现：皮肤皱褶处粟粒状皮疹，充血、有脓头，严重时可导致败血症。

预防措施：勤洗澡；注意护理人员的个人卫生；注意室内卫生。

五、先天性喉鸣

原因：缺钙等。

表现：吸气性喉鸣，一般 2 岁左右可自行缓解。

预防措施：乳母及新生儿均应该注意维生素 D 和钙的补充。

六、臀红（尿布疹）及护理

（一）原因

新生儿皮肤娇嫩，如大小便后没能及时更换尿布，其中的酸碱性物质对皮肤会有刺激作用（如果为不消化大便并含有水分，刺激性更大），从而诱发臀红。

（二）临床表现

轻度的尿布疹也叫臀红，表现在臀部皮肤发红或者出现小红疹，严重时表皮肿胀、破损和流水。

（三）护理方法

1. 尿布要选柔软的、吸水性强的纯棉制品，每次用后洗净晒干（每天消毒一次），如选用一次性纸尿裤，要用干爽型的，2~3 小时换一次。

2. 大便后的处理。大便后应及时更换尿裤或尿布，先擦干净，再用温水清洗干净，然后涂上护臀霜，如大便很少，只用湿纸巾擦干净就可以。

3. 小便后的处理。一般小便后不需每次清洗臀部，以免破坏臀部皮肤表面的天然保护膜。若新生儿为女婴，洗臀部时应由前向后淋着洗，以免脏水逆向进入尿道，引起感染，还应注意清洗会阴部的分泌物。

4. 勤换尿布。每次换尿布时，注意擦净臀部残留尿液。

5. 如发生轻度臀红，应使臀部多暴露（室温在 26~28 摄氏度），每天 2~3次，每次 20 分钟左右。尽量让臀部保持干爽。

6. 臀红未破皮者可用金霉素或红霉素软膏或烧开后冷却的香油涂抹，

破皮的话应及时去医院就医。

（四）预防

1. 保持干燥，及时更换尿布。新生儿白天用尿布，夏天可暴露，夜晚用纸尿裤。

2. 选用吸水性强的柔软纯棉制品做尿布，换洗后要用开水消毒。

3. 注意局部护理，可适当用护臀霜。

4. 不用洗衣粉洗尿布，以免洗衣粉残留刺激皮肤。

七、湿疹及护理

（一）形成原因

新生儿异常情况的处理

1. 直接病因：婴儿产生湿疹的病因是复杂的，其中过敏因素是最主要的，所以，有过敏体质家族史如父亲、母亲、祖父、祖母、外祖父、外祖母、兄弟姐妹等家庭成员有过湿疹、过敏性鼻炎、过敏性皮炎、过敏性结膜炎、哮喘、食物过敏和药物过敏等的婴儿更容易产生湿疹。

2. 诱发因素：对于产生了湿疹的婴儿，许多物质又会诱发或加重湿疹症状，如食物中蛋白质，尤其是鱼、虾、蛋类及牛乳，接触化学物品如护肤品、洗浴用品、清洁剂、毛制品、化纤物品、植物如各种花粉、动物皮革及羽毛，发生感染如病毒感染、细菌感染等，日光照射，环境温度高或穿着太暖、寒冷等，都会刺激婴儿的湿疹反复产生或加重。有一种特殊类型的小儿湿疹，好发生在孩子的肛门周围，常伴有蛲虫感染，称为蛲虫湿疹。

3. 内因：因为婴儿的皮肤角质层比较薄，毛细血管网丰富而且内皮含水及氯化物比较多，对各种刺激因素较敏感，所以婴儿更容易产生湿疹。

（二）特点

1. 婴儿湿疹的自然病程：湿疹是婴儿时期常见的一种皮肤病，2~3个月的婴儿就可能发生湿疹，1岁以后逐渐减轻，到2岁以后大多数可以自愈，但少数可以延伸到幼儿或儿童期。有湿疹的孩子以后容易产生其他过敏性疾病，如哮喘、过敏性鼻炎、过敏性结膜炎等。

2. 婴儿湿疹的皮疹：多数皮疹在面颊、额部、眉间和头部，严重时前胸、后背、四肢也会有皮疹。起初的皮疹为红斑，以后为小点状突起的皮疹或有水疱样疹（医学上称丘疹、疱疹），很痒，疱疹可破损，流出液体，液体干后就形成痂皮，常为对称性分布。

3. 婴儿湿疹的类型：分为干燥型、脂溢型和渗出型。

（1）干燥型湿疹表现为红色丘疹，可有皮肤红肿，丘疹上有糠皮样脱屑和干性结痂现象，很痒。

（2）脂溢型湿疹表现为皮肤潮红，小斑丘疹上渗出淡黄色脂性液体覆盖在皮疹上，以后结成较厚的黄色痂皮，不易除去，以头顶及眉际、鼻旁、耳后多见，痒感不强。

（3）渗出型湿疹多见于较胖的婴儿，红色皮疹间有水疮和红斑，可有皮肤组织肿胀现象，很痒，抓挠后有黄色浆液渗出或出血，皮疹可向躯干、四肢以及全身蔓延，并容易继发皮肤感染。

（三）治疗

1. 冷湿敷方法。

2. 含皮质激素药物的使用。

3. 涂抹保湿霜。

（四）预防和护理

1. 三个避免。

（1）避免接触化纤衣物等容易引起过敏的物品。

（2）避免环境过热。

（3）避免环境过湿。

2. 注意饮食。母乳产妇不要进食刺激性食物，以免刺激物通过乳汁进入新生儿体内，由此增加湿疹的发生概率。母乳喂养的小儿如患湿疹，产妇应暂停食用引起过敏的食物。

3. 注意洗浴。已患有湿疹的婴儿，不要过多清洗患部，洗浴用温水，不用过热的水，不用肥皂、化妆品，避免湿疹加重。

4. 不穿化纤羊毛衣服，应以棉麻为主。

5. 预防感染。由于局部发痒，易造婴儿的搔抓引起感染，可给婴儿剪指甲，不要乱涂药物，特别是含激素的药膏，以免引起不良反应。

6. 湿疹发作时，不进行预防接种。

八、鹅口疮及护理

（一）原因

鹅口疮即口腔霉菌感染，是由白念珠菌感染的口腔疾病，呈白色凝乳状附着在口腔黏膜、齿龈、舌面、上颚等处。病原通常来自产妇阴道霉菌感染或生产后接触感染，如奶具消毒不彻底、长时间使用抗生素引起菌群失调等。

（二）临床表现与观察

婴儿口腔颊部、唇内、舌、上颚和咽部黏膜上附着乳白色斑点、奶酪状物，严重时融合成片，擦去后则露出粗糙、潮红的黏膜。鹅口疮多见于营养不良或腹泻的婴儿，不易祛除，严重时会影响食欲。

鹅口疮与新生儿吃奶后残留下的奶液的区别是：新生儿口中残留的奶液一经喝水就会被漱清，而鹅口疮喝水后仍可见白色凝乳状物，且用棉签擦拭后可见粗糙、潮红的黏膜。

（三）预防

1. 注意观察口腔，看到口腔内有白色凝乳状物，要区分是奶液残留还是鹅口疮。

2. 母乳喂养前一定要清洗乳头。

3. 人工喂养奶具消毒要彻底。

4. 护理人员的手要洗干净。

（四）护理

1. 制毒菌素和鱼肝油混合后涂口腔，1 天 3～4 次，同时涂乳母乳头（哺乳前洗掉）。

2. 少量多次饮水。鹅口疮用药后即可见效，但很容易复发，所以要巩固治疗，一般用药2～3天见效，应再巩固用药 3～4 天，总疗程 1 周，可降低复发的可能性。

九、乳腺肿大

新生儿不分性别，在出生后几天内都可能出现乳房肿大或分泌乳汁，通常在 2～3 周消退，这种现象称为新生儿生理性乳房肿大。这是由于母体孕期体内雌激素和催乳素含量增多，分娩前达到最高峰，通过胎盘影响到胎儿。胎儿离开母体后，来自母体激素的刺激消失，胸部也会自然趋于平坦。不要刻意去挤压婴儿乳头，以免引起感染，致使细菌侵入，引发乳腺炎。

十、新生儿结膜炎

（一）原因：产道内细菌感染或出生后接触感染。

（二）表现：结膜充血，流泪伴脓性分泌物。

（三）预防措施：注意清洁护理人员和婴儿的手、毛巾等。

十一、泪囊炎

婴儿的眼睛若总是“水汪汪”的，一般由两种原因引起。一种是新生儿泪囊炎。这是由于患儿在先天发育过程中鼻泪管下端残留膜阻塞所致，常伴有眼部分泌物多，可以通过局部按摩或泪道探通术进行治疗。另一种是先天性青光眼。这是一种严重危害婴幼儿视力的疾病，若不进行早期治疗，将给患儿带来不可逆转的损害，造成终身残疾。这种患儿早期即有怕光、流泪等表现，逐渐出现眼球变大，但往往被家长忽视。因此，如果发现孩子眼睛异常，要转眼科诊治，以免延误病情。

婴儿眼部分泌物增多除上述原因外，主要为感染引起，并非“火气大”。新生儿通过产道时致病菌进入眼中，护理者的手未洗净或是小毛巾上有细菌，都易引起这种感染，主要表现为眼部分泌物增多，局部有充血和浮肿。遇到婴儿眼部分泌物多时，可每天用清洁的小毛巾为其洗眼睛，所用小毛巾每次要煮沸消毒，不要与成人毛巾混用，并及时转眼科就诊。

十二、消化不良

（一）原因

1. 新生儿胃肠道发育不够成熟，消化能力差，免疫功能低，同时，新生儿生长发育迅速，食量增加快，营养需求高，胃肠道负担重，因此容易发生消化不良。

2. 人工喂养中，奶量增加太多或突然从母乳喂养改为人工喂养，外部环境过热、过冷，都会引起新生儿肠道功能紊乱而致消化不良。

3. 对牛奶过敏。

（二）如何判断

如果新生儿便次增多，而且大便呈稀水状，混有奶瓣，且状态不好，哭闹增加，体重不增，就要考虑是否发生了消化不良。判断指标是：一看大便性状；二看大便次数；三看新生儿状态；四看体重增长情况（一个月增长600~1000克）。

（三）护理

1. 及时调整喂奶量，在一两天内减少每次喂奶量。
2. 尽量母乳喂养，混合喂养的暂时改为单一方式喂养。
3. 做腹部抚触。
4. 服用益生菌。

十三、呼吸道感染

新生儿呼吸道感染的临床表现大都不典型，不像月龄大些的婴儿呼吸道感染时表现出较重的咳嗽和发热，而多是低热或不热，甚至体温低于正常。

（一）形成原因

因为出生后不久发病，大多是宫内感染或产道感染所致。如果为出生后一周以上或更长时间发病，大多是出生后与呼吸道感染的人接触被感染。

（二）临床表现

新生儿体温正常或者不上升，哭闹烦躁或者反应淡漠，吃奶不好，容易呛奶，口周围发青，口吐白沫，呼吸浅促或不规则。

（三）护理

较轻的呼吸道感染仅仅表现为轻微的流涕鼻塞，其状况良好，食欲好，此时，建议产妇正常哺乳。应注意的是，新生儿在鼻塞的情况下容易呛奶，在喂奶前要清理新生儿鼻道的分泌物，喂奶也要采取少量多餐的原则。

（四）预防

预防新生儿呼吸道感染应该从分娩前开始。新生儿出生后房间要注意通风换气，每天1~2次，每次半小时左右，不宜让过多的人进入。患有呼吸道感染的人要注意与新生儿和产妇隔离。

十四、血管瘤

血管瘤为微血管的先天性扩张或增生所致，最为常见的是沙门斑，是一种平坦、暗粉红色的斑点或斑块，在一半以上新生儿的眼前睑、鼻翼和后颈部常可见到，大部分在1岁前会消失。另一种称为草莓斑的血管瘤则较为隆起，且呈鲜红色，外表似草莓样，出生时较不明显，约在2个月内出现，大部分在9岁前会消退。

十五、脂溢性皮炎

皮脂腺分泌过多引起的炎症反应，多发生在出生后1个月内，可在头皮、眉毛上发现黄色鳞屑堆积，可涂抹婴儿油给予湿润，用水多洗几次，不可用手抠。

第五节　婴儿早教和智力开发

婴儿认识周围世界，是通过知觉与外界取得联系，即通过眼睛、耳朵、鼻子、皮肤等感觉器官，对周围的颜色、味道、气味、形状等各种特性来进行感知。对婴儿进行早教和智力开发就是给予婴儿适当的刺激，锻炼与其各器官相应的系统和大脑有关的部分来促进其智力发展。

一、婴儿各个时期智力发育情况

（一）新生儿期

1. 视觉：在新生儿醒着的时候，可以通过改变光线的明暗，刺激其瞳孔收缩，促进大脑的视觉发育。白天拉窗帘，夜晚开电灯也可以达到这样的效果。

2. 听觉：护理师可以让新生儿听各种声音和语言，用柔和的声调逗引新生儿。播放音乐的声音有强有弱，有快有慢，各种曲调的音乐要交替进行以刺激听觉。

3. 触觉：最好是浴后用干布擦，然后为新生儿做抚触，让其感受外界的冷热以及软硬程度不同的接触，加速大脑的发育和成熟。

（二）1~3 个月

1. 动作发育：3 个月的婴儿，头能够随着自己的意愿转来转去。

2. 语言发育：3 个月的婴儿在语言方面有了一定的发展，逗他时会非常高兴地发出欢乐的笑声；看到妈妈时，脸上会露出甜蜜的微笑，嘴里还会不断地发出咿呀的学语声。

3. 感觉发育：3 个月的时候，婴儿的视觉有了发展，开始对颜色产生分辨能力，对黄色最为敏感，其次是红色，见到这两种颜色的玩具很快能产生反应，对其他颜色的反应要慢些。3 个月的婴儿已经认识奶瓶，一看到它，就知道大人要给他吃奶或喝水，会非常安静地等待。在听觉上发展也较快，已经具有一定的辨别声源的能力，听到声音后，头能顺着声音来源方向转动。

（三）4~6 个月

1. 动作发育：6 个月大的婴儿，会翻身，扶站时会双腿跳跃。把玩具等物品放到他面前，他会伸手去拿，并塞入自己口中。6 个月大的婴儿开始会坐，但还坐不稳。

2. 语言发育：6 个月时婴儿的听力比以前更加灵敏，能分辨不同的声音，并沉着发声。

3. 感觉发育：这时候的婴儿已经能够区别亲人和陌生人，看见看护自己的人会高兴，从镜子里看到自己会微笑，喜欢成人和他玩藏猫猫的游戏。这时的婴儿会用不同的方式表达自己的情绪，如用笑、哭分别来表示喜欢和不喜欢。

（四）7~12 个月

1 岁的婴儿无论是体格和神经发育还是心理和智能发育，都有了新的发展。

1. 动作发育：已经基本能够直立行走，这一变化使婴儿的眼界豁然开阔。1 岁的婴儿虽然自己能够拿着食物吃得很好，但还用不好勺子。他对别人的帮助很不满意，有时还会大哭大闹以示反抗。他要试着自己穿衣服，拿起袜子知道往脚上套，这时候婴儿的独立意识明显增强。

2. 语言发育：不但会叫爸爸、妈妈、奶奶、爷爷等，还会使用一些单音节动词，如拿、给、打、抱等，但发音还不太准确，常常说一些大人感觉莫名其妙的语言，或用一些手势和姿态来表达。

3. 感觉发育：感觉发育已经相当成熟，能够辨别不同的颜色、形状，能够用哭和笑以外的多种方式来表达自己的情绪。

二、促进婴儿智力发育的活动

（一）新生儿行为训练

促进婴儿智力发育的活动，最好是从新生儿时期就开展。通常新生儿的行为训练分为以下五种。

1. 大动作训练：指新生儿抚触及被动操。

2. 精细动作训练：主要是手的灵活性的训练，可让新生儿多握成人的手指或小棉条、小玩具等。从新生儿手中取出抓物时，可轻触其手背，新生儿会自动放手。

3. 言语训练：在新生儿安静觉醒时，在其前方约 20 厘米左右，用轻柔、舒缓、清晰、高音调的声音与其说话，具体内容可以是儿歌、诗词或安抚性的交流等。持续一会儿，可见新生儿肢体活动增加，出现微笑等愉快反应。

4. 社会适应行为训练：新生儿对脸谱性的图形及人脸有与生俱来的敏感和喜爱，可多给其看脸谱形挂饰或与其面对面（距离约 20 厘米）交流，使其形成对自身以外的人的认识。

5. 感知觉训练。

（1）视觉：在婴儿床正上方 20 厘米处挂一些鲜艳的、色彩分明的、大一些的图片或玩具，以促进视觉能力发展。也可以为其准备一些黑白卡片，增加新生儿视觉刺激，促进其视力发育。

（2）听觉：可在新生儿安静觉醒、活动觉醒或睡眠时播放一些轻柔、舒缓的音乐，以古典音乐为佳，也可以播放儿歌、诗词朗诵等。

（3）触觉：同新生儿抚触及精细动作训练。

（二）婴儿被动操

体操运动也是婴儿一项重要的早期教育，能对婴儿的身心发展产生全面的影响。婴儿被动操能加强肌肉骨骼系统的功能，促进动作发育，使肺活量增加，促进血液循环和新陈代谢，并能维持愉快的情绪，促进心理的健康发育。

（三）婴儿的手眼协调训练

手眼协调，是指人的手在视觉配合下动作的协调性。

小儿的手眼协调性是随着身体各系统的发育成熟，而逐渐发展起来的。

一般而言，5 个月的婴儿玩玩具时往往抓不住，8 个月的婴儿可以准确地抓握，10 个月的婴儿可以提轻物，12 个月的婴儿可以握笔乱画，18 个月的婴儿可以搭 3~4 块积木，2 岁的婴儿可以搭 7~8 层高的积木。

（四）新生儿玩具与游戏

适合新生儿的游戏和玩具有以下几种。

1. 微笑和说话。新生儿出生后 10 天左右即可开始进行。当新生儿安静觉醒时，产妇应坐在床边或轻柔地抱起孩子，母子脸相距 20 厘米左右，对他微笑、伸舌头或说话，每次 2~3 分钟，每天坚持做 1~2 次。经反复多次游戏后，新生儿也能模仿妈妈将舌头伸出嘴外或张嘴发音。当给新生儿换尿布或洗澡时，要轻柔地抚摸他，并根据生活情境说“妈妈给宝宝洗澡”“尿湿了”“换尿布”等话语，目的是使孩子感知语言，学会倾听，体会母爱，发展听觉、视觉和触觉，激发愉快情绪。

2. 跟踪红球。当新生儿安静觉醒时，用鲜红色的球（直径 10 厘米左右）或哗铃棒距孩子 20 厘米逗引新生儿，当新生儿看到后，再缓慢移动玩具，促使新生儿的视线追随物体移动。训练新生儿视线追随移动的球，目的是促进新生儿视、听觉发育。每次 2~3 分钟。

3. 听听哪儿响。当新生儿安静觉醒时，在其耳后 10 厘米处，轻轻呼唤新生儿的名字或摇动哗铃棒，让其寻找声源。经多次游戏后，新生儿会做出侧头、回头寻找的反应。通过此游戏，有利于新生儿听觉的发育，并逐渐熟悉自己的名字，促进其角色认知的发育。

4. 我手里有什么。产妇先将新生儿的手指轻轻掰开，再将自己的手指或环状哗铃棒放在新生儿的手心里，让他练习抓握。通过让新生儿握持产妇的手指，促进其触觉及手指功能发育，握持带声音的玩具更可促进其听觉的发育，感知到手动与声响有关联，为精细动作的发育打好基础。这个游戏可从出生 1 个月至 2 个月开始进行。

5. 抬抬头。当新生儿觉醒时，在两顿奶之间，可以让新生儿在木板床上（垫上一床毛毯或棉褥）练习俯卧抬头。将新生儿置于俯卧位，双手放在头两侧，产妇用色彩鲜艳的玩具在新生儿面前逗引他往上抬头。开始时可让新生儿趴在垫子上，以方便其抬头，当新生儿的头可稍微抬起后应撤掉垫子。每次趴半分钟并可逐渐延长至1分钟，每天数次。通过练习抬头，可以锻炼新生儿颈部和背部肌肉力量，增加肺活量。

6. 适合的玩具。这里所说的玩具并不限月龄，玩具可以是自画黑白脸谱3~4幅，与人脸大小相似，悬挂在小床一侧，每周更换；颜色鲜艳、声音悦耳、无棱角的哗铃棒；不同颜色、直径约15厘米的吹塑彩球、气球或灯笼等2~3个，悬挂在婴儿床上方，每周更换。

第六节　婴儿出行安全

一、婴儿外出时的注意事项

（一）要有安全意识，不应让婴儿离开父母的视线。

（二）婴儿免疫力较成人弱，应尽量避开人多拥挤的场合，以免婴儿感染疾病。

（三）如果婴儿有晕车、晕船、晕机的病史，出行前不应吃得太饱，可以给稍大些的婴儿咀嚼含葡萄糖的食物。

（四）在旅途中，尽量给婴儿挑选通风透气的位置，如有不适，可马上处理。

（五）在车中就座时，应让婴儿坐在安全座椅中，成人坐在旁边看护。在车内要预防婴儿被碰伤。在行车过程中，切记不要让婴儿的手和头伸出车窗外。

二、婴儿乘车安全

（一）汽车行进中的安全

1. 为婴儿准备安全座椅

不要让婴儿单独就座或抱着婴儿坐在前座；否则，一旦发生事故，婴儿将是最直接的受害者。当婴儿坐车的时候，最好专门为其准备一个安全座椅；但不要买太大的安全座椅，以免造成婴儿被安全带缠住的意外，或因为太松而无法起到保护作用。

2. 锁车门及车窗的中控锁

在行车的过程中，有些人为避免婴儿无聊而放任其独自在后座玩耍，将头、手伸出窗外，或任由婴儿去触碰电动的车窗，这样对婴儿来说是非常危险的，不但在紧急刹车或转弯时容易造成跌倒损伤，且可能导致头、手伸出窗外时被经过的车辆或物体严重伤害。电动窗的简易操作更可能导致幼儿在玩耍时被玻璃窗夹伤手指甚至头颈部。因此，上车后应马上锁定车门及车窗的中控锁。

3. 安抚婴儿情绪

如果婴儿待在车内的时间过长，可能会肚子饿或是急躁不安，这时候给婴儿喂食，可在一定程度上减轻婴儿的饥饿并转移注意力。但须谨记不要给婴儿提供颗粒状的食物，如小饼干等，以免在车子行经不平的路段时，食物哽住婴儿的食道，如婴儿在行车途中要喝水，建议为婴儿提供吸管杯或练习杯。

（二）汽车静止时的安全

1. 为婴儿开、关车门

婴儿下车时，一定要由家长抱着。至于会走路的婴儿，在上、下车时，要由父母为其开、关车门，以免在下车时被疾驶而来的车辆撞到。在关闭车门时，要注意观察婴儿的手脚有没有放在门边，关闭电动窗时，也要检查婴儿的头、手是否伸出窗外，以确保婴儿的安全。

2. 不将婴儿单独留在车上

当成人带婴儿外出购物时，可能因为找不到停车位，或者婴儿已经睡着，不忍心吵醒而将其独自留在车子上，但这一做法是极其危险的。因为车辆熄火后，车内经过日晒，温度上升，随着婴儿对氧气的消耗，有可能会造成缺氧窒息。如果没有给车熄火，婴儿也许会因为好奇心而乱动到车内仪器，也有可能会造成严重后果。

3. 及时锁上车门

下车后，即使车是停在自家的车库，也要锁上车门，以免婴儿在玩耍嬉戏时进入车中，却不知道要如何出来。若是成人没有特别注意的话，后果就更不堪设想。

4. 车后座的物品摆设

车内物品的摆设也很重要，在后座的上方，不要摆置坚硬、危险的物品，若是紧急刹车的话，这些物品很可能会掉下来砸伤婴儿。

思考与练习

1. 怎样布置新生儿的生活环境？
2. 婴儿的大便是什么颜色？如何判断婴儿的大便是否正常？
3. 婴儿脐带的护理有哪些注意事项？
4. 婴儿常见的啼哭方式有哪些？分别可能代表什么意思？
5. 婴儿洗澡通常多长时间比较合适？室内温度和水温分别是多少比较好？
6. 婴儿抚触是什么顺序，一般多长时间比较好？
7. 婴儿游泳的好处是什么？有什么注意事项和基本要求？
8. 婴儿便后臀部护理的方法和注意事项是什么？
9. 婴儿鼻子和眼里有分泌物应该如何处理？
10. 婴儿常见的口腔疾病是什么？如何处理？
11. 如何正确照顾婴儿入睡？
12. 婴儿发热怎么处理？
13. 什么是溢奶？应该如何处理？
14. 婴儿各个时期的发育有什么特点？

第五章
早产儿及先天性异常儿的家庭护理

本章学习目标

1. 了解早产儿产生的原因。
2. 了解常见早产儿的发育特点。
3. 了解早产儿出院后需要特别注意的事项。
4. 了解先天性异常儿的种类。

第一节　早产儿

一、早产儿产生的原因

早产儿其实就是发育未成熟的婴儿，其发病率在不同种族、人种、社会经济阶层中的表现不尽相同。随着现代医学及护理技术的提高，早产儿的存活率也比以前大有提高。高级母婴护理师虽然不需要详细了解早产儿在刚出生时危险时期的护理，但应该了解一些常用知识，以便在婴儿出院后能提供更好、更科学的照护。

从医学上看，早产儿发生的原因还不十分明确，但在临床病例分析中，大部分早产儿的出现与以下因素有关。

（一）产妇的社会经济因素，比如营养不良，生育年龄偏小或偏大。

（二）产妇在妊娠早期有疾病、外伤或过度疲劳、吸烟等情况。

（三）产妇孕期患产科并发症。

（四）产妇孕期患其他慢性病。

（五）生殖器的畸形、妇科手术后的子宫内口松弛或先天松弛。

（六）产妇患急性疾病。

（七）产妇孕期患急性传染病伴高热，急性或慢性中毒、严重的溶血病或贫血病。

（八）经胚胎移植受孕的产妇。

（九）种族和遗传因素。

二、早产儿的发育特点

早产儿出生后，外表皮肤柔嫩，呈鲜红色，表皮很薄，可见血管，皱纹多。头发纤细，不容易分开。外耳软薄，立不起来，紧贴颅旁。颅骨骨缝宽，囟门大，囟门边缘软。女婴大阴唇常不能遮盖小阴唇，男婴睾丸多未降入阴囊。胎毛多，指甲软，达不到指端。

早产儿温度调节中枢发育不健全，体温调节功能差。呼吸系统中枢相对不成熟，因而呼吸时快时慢，并且有不规则的间歇。吮吸及吞咽反射不健全，胃肠分泌消化能力弱，容易导致消化功能紊乱及营养不良。肝功能不全，出生后转氨酶发育亦慢，故生理性黄疸较重。由于肾功能发育不全，很容易因感染、呕吐、腹泻和环境温度改变而导致酸碱平衡失调。免疫系统发育不全，即使有轻微的感染也可能引发败血症。血液成分不正常，血小板数比正常婴儿少。神经系统发育不全，各种反射功能表现很不明显。

三、早产儿出院后需要注意的问题

很多早产儿都有视网膜疾病，这种疾病的产生是由于视网膜血管自第16周开始生长，由视觉神经盘向周边视网膜方向发育，至孕32周时达到鼻两侧，足月时达到颞侧周边网膜。若早产则可能使血管停止发育，而氧气可使已经发育的血管收缩或阻塞坏死，当氧气恢复正常时，这些阻塞地区的网膜会产生血管增生因子，刺激不正常血管增生。这些血管收缩会引起玻璃体对视网膜牵引，导致玻璃体积血或视网膜脱离，严重者视网膜可能会完全脱离和致盲。

早产儿在医院期间要严格控制用氧气指征。脱离危险出院后，需要注意尽量坚持母乳喂养，以增强早产儿的免疫力，同时控制室内的光亮度，避免强光刺激。凡是经过氧疗符合眼科筛查标准的早产儿，应在出院后4~6周或胎龄32~34周时到眼科进行ROP筛查，以便早期发现，早期治疗。

出院后，必须按照医嘱对早产儿每两周随访检查眼底一次，直到出生后10~12周，视网膜发育近于正常为止。

第二节　先天性异常儿

一、先天性异常儿的定义

先天性异常儿或先天性缺陷婴儿是指出生时就存在缺陷的婴儿。先天是指出生前已经存在的，异常是指与正常存在不同之处。

先天性异常儿产生的原因是多方面的，在受精卵的发生、发育、成长过程中，其形态、结构、功能与代谢会发生一系列变化，如果其中任何一个或多个环节发生某种异常，就可能会产生先天异常。可能是环境因素、遗传因素，也可能是其他因素，阻碍了形态、结构、功能与代谢的正常进行。

二、先天性异常儿的类别

常见的先天性异常儿有以下几类。

（一）唇裂。口腔颌面部出现的先天畸形，嘴唇裂口。

（二）腭裂。与唇裂一样，是因上腭组织发育不全所致。

（三）食管闭锁与食管气管瘘，简称食管闭锁气管瘘。这主要是在胚胎发育第3~6周发生的，食管和咽部系由前肠演变而成。

（四）先天性肠闭锁和肠狭窄。常发生于回肠、十二指肠、空肠。

（五）膈疝。指腹腔内部分脏器穿过发育不全的膈肌进入胸腔。

（六）脐膨出。腹壁发育不全，脐带周围发生缺损。

（七）腹裂。腹腔组织脱出。

（八）脐疝。腹部内脏从脐环向外突出形成的疝。

（九）胆道闭锁。形成婴儿阻塞性黄疸。

（十）先天直肠肛门闭锁。没有肛门。

（十一）尿道下裂。男婴尿道口位于冠状沟至会阴之间任何位置。

（十二）膀胱外翻。比较少见的泌尿系统畸形。

（十三）隐睾。男婴睾丸下降不全。

（十四）鞘膜积液。鞘膜积液的表现通常有侧阴囊或腹股沟有肿块，边界清楚，无明显并蒂进入腹腔。鞘膜积液是由于鞘状突闭合不全，在鞘膜腔内潴留液体而形成的，有自愈的可能。

（十五）脊柱裂。脊柱裂是脊椎管的一部分没有完全闭合的状态，是一种常见的先天畸形。脊柱裂的缺损大都是在后侧，发生在前侧的极为少见。

（十六）脑积水。先天性脑积水是各种原因导致脑脊液在脑室系统内过多积累，常有脑室系统扩大、颅内压增高及头围增大现象，多见于新生儿及婴儿，又称婴儿脑积水。

（十七）脑脊膜膨出。脑脊膜膨出是常见的神经系统发育畸形，是胚胎时期神经管闭合过程发生障碍，引起的脊柱椎管发生闭合不全，使脊膜或脊髓从裂隙中膨出形成囊性肿物。

（十八）血管瘤。血管瘤是小儿最常见的软组织良性肿瘤，是由胚胎期间血管细胞的增生形成的，常见于皮肤和软组织的良性肿瘤以及由血管构成的常见肿瘤。

（十九）先天性斜颈。先天性斜颈是多见的畸形，一般指先天性肌性斜颈，由于一侧胸锁乳突肌挛缩或纤维性变，使头偏患侧，而下颌转向对侧的一种颈部不对称畸形。

（二十）先天性马蹄内翻足。先天性马蹄内翻足是新生儿出生即可发现的畸形，主要分为三种，即马蹄、内翻、内收畸形，男婴发病较多。

高级母婴护理师应对以上各种畸形儿有基本的了解，在护理方面，具体情况还要遵从医生的嘱咐，不可大意。

思考与练习

1. 早产儿产生的原因有哪些？
2. 早产儿有哪些发育特点？
3. 早产儿出院后的护理应注意哪些问题？
4. 什么是先天性异常儿？
5. 先天性异常儿有哪些主要类别？

第三部分　产妇护理

- 产褥期产妇身体变化的特点
- 产褥期的常见问题
- 产褥期护理的重要性及应注意的问题
- 不同种类的产褥期护理
- 产褥期的营养调配
- 产后恢复及产后调养
- 乳房的结构、泌乳及开奶
- 母乳喂养的好处
- 哺乳指导
- 母乳喂养的常见问题

第六章
产褥期基础知识

本章学习目标

1. 熟悉产褥期产妇身体变化的情况。
2. 熟悉产褥期产妇的常见问题。

第一节　产褥期产妇身体变化的特点

一、生殖系统的变化

胎盘娩出后的子宫逐渐恢复至未孕状态的过程称子宫复旧，这是一个渐进的过程。

（一）子宫

分娩开始时，为了将婴儿生出来，子宫会加速收缩，这种收缩在分娩结束之后也不会马上停止。此时的子宫收缩主要是为了防止发生大出血并促进恶露的排出，这一过程称为子宫的恢复。一般来说，子宫要恢复到未孕前的大小，需要6~8周的时间。

1. 子宫的大小

由于产后子宫体积突然减小，子宫体肌纤维发生收缩，产后1周子宫恢复至约妊娠12周时大小，产后10天子宫进一步缩小至盆腔内。产后6周子宫恢复到未孕时大小。

2. 子宫的重量

未孕时，子宫的重量大约为50克。分娩后不久，子宫的重量约为1000

克。产后 1 周，重量减轻到之前的一半，大约 500 克。产后 2 周，约为 350 克。产后 5 周，约为 200 克。产后 6~8 周，恢复到孕前的重量，大约 60 克。

3. 子宫底

未孕时，宫底的高度位于骨盆内，手在体外无法摸到。分娩后不久，在肚脐下方 5~6 厘米处能触摸到子宫底（子宫的最上面）。在分娩后12~24小时，子宫底返回到肚脐的高度，这是由骨盆肌肉的张力得到恢复以及膀胱内充满尿液所引起的，是正常现象。

产后第 3 天，子宫底又降到与分娩后不久时相同的高度。产后第 4 天，子宫底降至肚脐和耻骨之间。产后第 6 天，降至耻骨上方 2~3 厘米处。产后第 8~9 天，降至与耻骨处于同等高度。之后进入骨盆之中，手在体外就无法触摸到了。

4. 子宫颈管

子宫颈管的恢复是非常迅速的，分娩后不久为 6~7 厘米长，产后仅 8 个小时左右就可以恢复到原来的长度。另外，子宫颈管的内腔在产后第 3 天将缩小到二指宽，在产后第 10~12 天则缩小到一指宽，并且在产后第 4 周外子宫口关闭，并形成横裂。

5. 子宫腔的长度

正常状态下，子宫腔的长度约为 7 厘米。分娩后不久，子宫腔的长度增加到 15 厘米左右。产后 1 周，子宫腔的长度约为 12 厘米。产后 2 周，子宫腔的长度约为 10 厘米。产后 3~4 周，子宫腔的长度为 8~9 厘米。产后 6 周，子宫腔的长度为 7 厘米，基本恢复到孕前长度。

6. 子宫内膜再生

胎盘娩出后子宫收缩，胎盘附着部位面积立即缩小，动静脉血管收缩，出血停止。此后，子宫内膜表层随恶露排出。

产后 3 周由新生内膜覆盖子宫腔。产后 6 周，胎盘附着处子宫内膜全部修复。

（二）阴道

阴道也是在分娩之后就开始恢复，肿胀日益缓解，阴道壁的松紧度也将恢复。分娩后不久的阴道壁呈青紫色，有些肿胀，没有褶皱。在产后 1 周左右，阴道恢复到分娩前的宽度。在产后 4 周左右，再次形成褶皱，基本恢复到原来的状态。但是，一旦之前有过分娩经历，阴道则无法完全恢复，要比分娩前略微宽一些。

（三）外阴

外阴部也是自分娩后不久就开始恢复，肿胀也开始缓解，并恢复到原来的松紧度。聚积的色素在产后6~8周慢慢消退，最后略微有些残留的痕迹。骨盆底部肌肉群一般需要4~6周才能恢复到孕前的状态。

（四）盆底组织

生产过程中发生的轻度撕裂往往在产后1周左右得到恢复，而比较深的会阴撕裂或较大的裂痕则需要较长的时间才能痊愈。

由于盆底肌肉及筋膜过度伸展及部分撕裂，其弹性减弱，轻者通过产后锻炼健身避免增加腹压可恢复正常，重者如没有得到及时修复，则可能引起阴道壁膨出和子宫脱垂。

二、乳房的变化

怀孕的时候，乳房不仅受到胎盘分泌的雌激素、孕激素的作用，还受垂体催乳素、生长激素、胎盘催乳素以及胰岛素、肾上腺皮质激素等的影响，使乳腺进一步发育，乳房变得肥大，做好了分泌乳汁的准备。但是，这时候并不能正式泌乳，因为垂体催乳素受到了抑制。

婴儿一旦出生，胎盘随之娩出，于是体内的雌激素与孕激素的浓度显著下降，从而解除对催乳素的抑制。催乳素随即发挥作用，乳汁也就源源而来。

三、消化系统的变化

妊娠期胃肠道平滑肌张力降低，故胃内的酸性内容物可逆流至食管下部产生“烧心”的感觉。而且，胃酸及胃蛋白酶分泌量减少，胃排空时间延长，容易出现上腹部饱满感，因而，孕妇应防止饱餐。同时，由于肠蠕动减弱，粪便在大肠内停留时间延长，容易出现便秘，常引起痔疮或使原有痔疮加重。

分娩后，产妇在产褥期内，胃、小肠以及大肠逐渐恢复正常位置和功能，胆囊容易向十二指肠排出胆汁，消化系统逐渐正常，但由于腹压功能降低，仍常有便秘现象。正常情况下，产后消化系统1~2周就可恢复正常。

四、循环系统的变化

孕期心脏的负担增加，血液流动的速度加快，心跳每分钟增加10~15次，

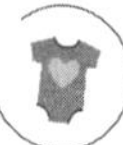

血容量也在增加。虽然分娩后胎儿离开了母体，但是在产后最初的 3 天，由于子宫的收缩，大量的血液从子宫涌入体循环，加之孕期产生的液体，产妇血容量将增加 15%~25%，血液进一步稀释，肾脏的利尿作用将增强。所以，产后初期产妇的心脏负担最重，心脏搏出量将增加，但一般健康的产妇都是可以承受的。循环血量在产褥期结束后才能逐渐恢复正常。

不仅如此，孕期和产褥期早期母体的血液处于高凝血状态，这对于预防产后大出血有利。但这种状态下需要谨防下腔静脉血流缓慢导致血栓的形成。这种高凝血状态要在产后 4 周逐渐恢复。

产后及早做适当的活动，有利于促进血液循环恢复正常。

第二节　产褥期的常见问题

怀孕期间，孕妇负担着少则 2. 5 千克，重则 5 千克的胎儿，同时还有羊水等附属物。婴儿出生后，产妇体重突然大幅度减少，身体机能也发生一系列变化，因此，产妇会出现很多不同于正常状态的临床表现。

一、产后阵痛

在妊娠期内增大的子宫，分娩之后将渐渐缩小，尤其在产后约 12 小时，子宫为了能恢复到原来的大小，反复进行收缩，还会出现类似于产前阵痛的阵发性收缩。由于子宫位于小腹部，当收缩时会出现从下腹到脐周的疼痛，通常称为产后阵痛，多见于经产妇。产后阵痛对子宫的恢复起到促进作用，在分娩当天或翌日达到高潮。之后，会慢慢地缓解下来，一般持续三四天。

与首次分娩的产妇相比，通常有过分娩经历的产妇会更加疼痛。当然，这是因人而异的，有的经产妇可能完全没有疼痛感。哺乳时，疼痛往往会加强。这是由于在婴儿吸吮乳房的刺激下，会分泌出促进子宫收缩的激素。也就是说，婴儿吃奶会促进产妇产后的恢复。发生阵痛时，由于子宫的收缩，恶露的排出量往往比之前要多。

如果疼痛的强度无法忍受，每次疼痛时感觉好像有血液流出来，这就需要及时向医生咨询。特别是在分娩后不久，很容易发生各种身体异常现象，而疼痛往往是症状之一，所以不要自己草率判断、勉强忍受，而应该及时请医生诊断。

二、恶露

由产后坏死的子宫蜕膜、血液等形成的经过阴道的排出物，称为恶露。根据产后不同时期的状态，恶露分为以下几种。

（一）血性恶露

分娩后不久，恶露的成分大部分为血液，颜色为红色，而且量也大。产后第2~3天，基本仍是红色的血液，但排出量大幅减少。

（二）浆液恶露

恶露稀薄，颜色从淡红色渐渐变浅，呈褐色，排出量变少，时间大约需要4~5天。之后，颜色从褐色变为浅浅的黄褐色，排出量进一步减少。

（三）白色恶露

分娩约2周后，浆液恶露变成白色恶露，一般会持续2~3周。

恶露的颜色和排出量可以作为了解子宫恢复状况的参考。如果产后运动过量，在喂奶时，产后阵痛就会变强。子宫复旧不全、胎盘残留、合并感染时，恶露量增多，颜色污秽，时间延长并伴有臭味。需要注意的是，如果恶露持续时间过长，一直有要排泄的感觉，且比之前的颜色更红，血液中夹杂有大的血块，疼痛感进一步增强时，就需要倍加留意，并及时向医生咨询。

三、产褥汗

妇女怀孕后为了供胎儿之需，不但营养需要增加，血容量增加，到足月后，母体的组织间液也会增加，平均血液可增加1000~1500毫升，组织间液可增加1500毫升。

分娩后，母体的新陈代谢下降，不再需要那么多水分，于是身体要进行自我调节，向体外排出一部分水分。一般来说，向体外排出水分有三种途径：呼吸、大小便和出汗。因此，有的初产妇在分娩后的2~3天内，即使是卧床休息也会出很多汗。这种产后出汗在医学上称为产褥汗，是一种正常的生理现象，并不是因为“虚”。它与久病、重病、危症的出汗不一样，不是身体虚弱的表现，是一种正常的生理性出汗，不需要特殊治疗。但是由于产妇在分娩时出血过多，分娩后身心疲劳，体质有所下降，而在出汗时毛孔往往是开放的，容易招致风寒侵袭，发生感冒、上呼吸道感染等疾病。故产后出汗多时，应注意避免受凉，勤换衣服。在换衣服前应用干毛巾擦去身上的汗液，

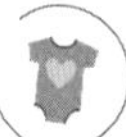

使皮肤保持干燥。另外，要补充一些温开水或稀粥，以补充水分。

四、产后抑郁

产后抑郁也是一种常见的产后表现。分娩之后，产妇体内激素发生很大变化，同时，生活角色、生活习惯和精神都处于剧烈的转换期。在产后分娩的疲劳还未缓解的时候，就要开始照顾婴儿。于是，产妇在忍受产后体内激素急剧变化的同时，还要承受分娩带来的疲劳、睡眠不足、对育儿方面的担心或丧失自信等精神上的紧张和混乱。因此，很多产妇会有产后抑郁情绪。

一般来说，很多产妇在产后第3~4天到第1~2周会出现暂时的轻度抑郁状态。除了爱哭、失望、忧郁、不安、头脑模糊而失眠、头痛等外，还表现出对育儿的抵触、对丈夫的敌意等症状。但这些症状都是暂时性的，不需要治疗，过一段时间就自然好转了。如果这些症状持续超过2周以上，就需要引起注意了。

五、其他临床表现

（一）体重

分娩后不久，由于胎儿、胎盘、羊水等被排出体外，产妇的体重通常会减少5千克左右。之后，由于还有恶露排出，尿量增加、出汗或母乳分泌等原因，体重还会慢慢下降。但是，之后体重的下降速度会逐渐放缓，在产后4~6周时，差不多会维持在一定的重量。

（二）大便

分娩后，由于消化系统的变化，数日内食欲难以恢复到正常，腹腔壁的松紧度降低，肠的运转迟钝，很容易发生便秘，因而饮食上要多吃些纤维性食品。

（三）排尿

分娩后，随着子宫的收缩，肾脏所受到的压迫得到了缓解，运动变活跃，尿液增多。另外，分娩时由于受到婴儿头部的压迫，常常会发生短暂的膀胱神经麻痹，有可能会感觉排尿困难。这种情况，一般会在分娩后24小时之内消失。

（四）腹腔壁

妊娠被拉伸的腹腔壁的松紧度虽然会慢慢得到恢复，但不能完全恢复如初，仍会有些松弛。孕期中长出的妊娠纹会留下痕迹，形成白色有光泽的妊娠纹。另外，下腹部正中聚积的色素块也会慢慢消失。

（五）体温、脉搏、呼吸、血压

1. 体温：产后24小时内体温略有升高，一般不超过38摄氏度。产后3～4天由于乳房充血，会产生一次性发热现象，一般不超过12小时。

2. 脉搏：产后脉搏较慢，在60～70次/分钟，约在产后1周内恢复正常。

3. 呼吸：产妇由于妊娠，腹部环境发生变化，分娩后腹腔压力降低，会使横膈恢复至原来的状态。孕期主要为胸式呼吸，这时又转变为腹—胸式呼吸，呼吸加深变慢。

4. 血压：血压多无明显变化。子痫前期或子痫的产妇，产后血压明显下降。

思考与练习

1. 产后妇女身体各系统有什么变化？
2. 产褥期妇女有哪些临床表现？
3. 什么是恶露，恶露分为哪几种，各有什么特征？
4. 什么叫产后抑郁？

第七章
产褥期护理

本章学习目标

1. 了解坐月子的正确方法。
2. 熟悉产妇出院后需要注意的问题和需要做的准备工作。
3. 掌握产褥期产妇的常规护理方法和操作流程。
4. 掌握产后恢复的原理和方法。
5. 掌握常用月子餐的制作方法。

第一节　产褥期护理的重要性

一、为什么要进行产褥期护理

产褥期护理，中国传统称为“坐月子”，强调“坐”和“捂”，其中有很多不科学的成分。现代的产褥期护理则被赋予更多科学的内涵，是指一种现代意义上的生活方式。它是在现代医学和传统中医理论的基础上，根据产妇个体的实际情况和新生儿出生时的状况决定的，跟传统意义上的“坐月子”完全不同。

（一）产后产妇身体需要一段时间才能恢复

产妇在怀孕及生产过程中，生理机能会发生很大变化。当胎儿快要出生时，子宫重量会比原来增加约20倍，容积也会增加约1000倍。所以，当新生儿出生后，产妇的子宫颈和外阴都会变得松软、充血、水肿，子宫内膜表面也会出现创口并剥落。正常顺产分娩的情况下，产妇的外阴需要十几天才能恢复，而子宫大约需要42天才能复原。

（二）产褥期产妇易患疾病

怀孕给产妇的心脏也增加了负担，血液流动速度加快，心率增加，血容量增加，这样才能供给胎儿和自身的需要。当胎儿在子宫内不断发育，会将产妇的膈肌不断上顶，使产妇的心脏移位，肺负担随之加重。其他如肾、胃肠、内分泌系统、骨骼、关节、韧带等，位置也都会发生相应改变。这些器官的复原，都要依靠产褥期的悉心养护才能恢复。稍有不慎，产妇就可能患上疾病。

（三）产后产妇身体虚弱

在产后的前几天，产妇的身体会非常虚弱，此时既要完成自身生理功能的恢复，还要照顾新生儿。因此，如果产妇的肠胃功能不能得到及时恢复，又无法及时补充热量和各种营养素，产妇的身体将很难康复。此外，产妇的生殖器官经过妊娠和分娩的变化与创伤，也要经过一段时间才能恢复正常。

由此可见，产褥期护理对产妇身心恢复非常重要。正常情况下，产妇需要6~8周才能恢复到怀孕前的生理状态。这段时间的调养得当与否，直接关系到产妇日后的身体健康。如果能趁这个机会，在家里保持良好的情绪，按照正确的方法度过产褥期，顺势调整身心，则能给产妇带来长久的健康。

二、产褥期护理不当可能带来的危害

产褥期护理得当除了能让产妇身体更健康，还有调整体质、预防腰酸、消除妊娠纹、恢复身材等好处，所以产褥期护理是产妇的一项“福利”，每位产妇都应认真对待。

产褥期是一段重要而特殊的时期，产妇在这段时间里，身体和精神都很疲劳，容易遭到各种疾病的侵袭，任何一点风吹草动都足以让体内努力调整的内分泌系统再次失衡。而身体免疫功能的下降，将导致伤口难以愈合。

产褥期护理不当很容易引起产后乳汁不足，出现黄褐斑、产褥期抑郁症、腰痛等。据统计，女性产后出现病态皮肤比产前多9倍，产后出现肥胖症比产前多6倍，内科杂症比产前多4倍，而精神心理障碍比产前要多5倍。当然，这些疾病都是显性的，容易被发现并及时得到治疗，还有一些因产褥期护理不当引起的“隐性”疾病，对身体伤害更大。

所以，产妇在产褥期应该得到正确护理，以便最大限度地恢复健康。

三、走出传统产褥期护理的误区

产褥期护理对每一位产妇来说都是人生中的一件大事，从婴儿呱呱坠地的那一刻起，产妇的生活方式和生活节奏就开始了重大转变。另外，在这一时期产妇身体的改变也非常大，产褥期的科学护理至关重要。

中国传统的坐月子有很多陋习，这些不正确的认识都是因为不懂科学。典型的错误认识有以下几种。

（一）“捂月子”

传统认为产妇在产褥期间不管天气多热，都要穿上长衣长裤，还必须戴上帽子或围上头巾，以免“受风”。“捂月子”是一种极不科学的做法。这样做导致汗液不能蒸发，影响体内散热。尤其在炎热的夏天，严重时会造成中暑，如果不及时采取措施是很危险的。即使是冬天，也要保持室内空气流通。

产妇休养的房间不一定要大，但要安静、清洁、通风良好。有空调的房间要合理调节室温，避免夏天中暑、冬天着凉。每天至少保证开窗通风 1 小时左右，使空气流通，因为新鲜空气有助于消除疲劳、恢复健康。

（二）不刷牙

有些人认为“产妇刷牙以后牙齿会酸痛、松动，甚至脱落”。其实，这种说法是没有科学根据的。产妇分娩时，体力消耗很大，体质下降，抵抗力降低，口腔内的酸性条件使病菌容易侵入机体而致病。产妇在产褥期进食很多高糖、高蛋白的营养食物，尤其是各种糕点和滋补品，都是含糖量很高的食品，如果吃后不刷牙，这些食物残渣长时间停留在牙缝间和牙齿的点、隙、沟凹内，经发酵、产酸后，口腔内的条件将更容易使致病菌乘虚而入，导致牙龈炎、牙周炎和多发性龋齿。

因此，产妇在产褥期不刷牙是不对的。产妇在产褥期的口腔卫生尤为重要，不但要刷牙，而且要坚持早、晚刷牙，饭后漱口，以保护牙齿。

（三）不洗澡、不运动

传统认为产妇产后不能洗澡、洗头，否则会“着风”，这也是不科学的。产妇产后汗多，乳房淌奶，又有恶露不断流出，需要比平时更讲究卫生。事实上，产后及时清洁身体，可帮助产妇解除分娩疲劳，保持舒畅的心情。但是，产后的前几日，有些产妇身体比较虚弱，有些则是会阴伤口大、撕裂伤严重或腹部有刀口，遇到这种情况，可先做擦浴，等待伤口基本愈合后再淋浴。

另外，分娩过程中，产妇会大量出汗，加之产后汗液增多。若按照老规矩不洗头的话，不但味道难闻，还可能引起细菌感染。所以，只要产妇健康情况允许，产褥期完全可以洗头。

产后及早下床活动，有利于下肢血液循环，防止血栓，也可促进恶露及时排出。

（四）不吃蔬菜和水果

按传统习惯，产妇分娩后就应该大量进补营养品，而青菜、水果却不能多吃，甚至不吃，认为这类寒凉食物对身体不好。新鲜的蔬菜和水果不仅可以补充肉、蛋类所缺乏的维生素C和纤维素，还可以促进食欲，帮助消化及排便，防止产后便秘的发生；而足够的B族维生素能使乳汁更为充沛。因此，产后初期要适当吃一些粗粮、水果、蔬菜。

第二节　产褥期护理应注意的问题

一、出院前的物品准备

（一）提前准备好新妈妈和新生儿需要的物品

一般来说，新生儿出生3~5天后，如果产妇和新生儿都没有什么异常，就可以安排出院了。这是产妇产后第一次外出，也是新生儿出生后第一次与外界接触，因此应格外注意。

1. 新生儿出院时所需物品

（1）新生儿出院时所穿衣物：春天、秋天可给新生儿穿一套羊绒连体衣，并用一条包被包好；夏天可不穿外衣，穿内衣或肚兜即可，但要用稍薄的包被包好；冬天可穿一套连体棉衣，并用稍厚的包被包好。

（2）帽子1套：冬季需准备稍厚的帽子，夏天准备一顶薄帽子即可。

（3）四方形包被1条：冬天可用棉被，春天、秋天用绒毯即可，夏天可用一条丝巾包裹。

（4）纱巾 1 条：以防外出时吹风。

（5）尿布、尿不湿若干，装换下的湿尿裤和垃圾的塑料袋若干。

一般来说，新生儿出院当天在医院已洗过澡，尿布在出院前也都已重新更换，但若新生儿中间又排便了或显得躁动不安、哭闹，护理师可随时查看。带有尿湿显示的纸尿裤很方便观察新生儿的排便情况。

2. 产妇所需物品

（1）产妇出院时所穿衣物：春、秋季节可穿一件前开襟有帽子的长外套，穿棉袜、软布鞋；夏季可穿长袖的棉、麻、丝等天然材质的衣服，棉质衣裤方便吸汗，麻类、丝类衣服比较凉爽；冬季需要穿保暖的棉衣，外面穿一件保暖长外套或大衣。

（2）纱巾或者帽子：以防外出时吹风。帽子要选能遮住额头和耳朵的款式，或用一条大披肩。

出院时，还要注意新生儿的抱法。新生儿的抱法可基本分为用手托和腕抱两种。在产妇和新生儿出院前，家人还要准备好产妇和新生儿出院前医院需要的物品，如健康手册、育婴手册、脐带护理包、临时挂号证、预约挂号单等。

（二）新生儿出院前需要做全身健康检查

在新生儿出院回家前，医生会对其再进行一次全身健康检查。这次检查除了例行的身体检查外，检查重点是观察新生儿近日的喝奶情况是否正常以及排便状况、是否有腹胀等，同时也会检查新生儿哭泣时是否有疝气，心脏是否有杂音等，并留意新生儿的气色、活力等是否正常。

如果新生儿一切都正常，医院就会允许其出院回家。此时，医护人员也会为家长做些简单的卫生培训。如果新生儿有些小问题，医护人员也会口头告知家长，如有轻微黄疸，过几天就会恢复正常等。

新生儿在出院回家前，都要抽血或进行检查。这种检查称为新生儿筛查，主要包括苯丙酮尿症筛查、先天性甲状腺功能减退筛查和听力筛查。

苯丙酮尿症和先天性甲状腺功能减退筛查的方法是：在新生儿开始吃奶的 72 小时后，从新生儿的足跟取几滴血，使血洇在试纸上进行筛查。这种筛查可以查出婴儿是否患有以上两种疾病。

新生儿听力筛查采用的是耳声发射、脑干听觉诱发电位和行为测听等生理学检测方法，检测婴儿的听力状态是否正常。

二、产褥期居家环境的要求

（一）房间卫生

在产妇出院之前，家人最好先将产妇的居室用消毒水湿擦或喷洒地板、家具及2米以下的墙壁，并保持几个小时的通风。同时，产妇的卧具也要提前消毒，并使其在阳光下直射5小时，从而达到消毒目的。

卫生间的清洁也不能忽视，要先将马桶清洗干净，并进行消毒。在产妇居住的室内不要点卫生香或使用其他空气清新剂，以免刺激新生儿娇嫩的呼吸道。有些化学香精的烟雾还会引起产妇中毒，所以尽量避免使用。

提前为新生儿准备的尿布、衣服和其他物品等也要整理好，保持床单、被褥的清洁干燥，减少产妇和新生儿感染的机会。

（二）室内空气

清新的空气能让产妇情绪愉快，有利于休息。尤其是在提倡母婴同室的情况下，新鲜的空气对母婴均有好处，所以产妇的房间应定时通风换气。正确的做法是，每天定时开窗通风1~2次，夏天每次30分钟，冬天时间可以短些，这样有助于减少室内的病原微生物浓度和二氧化碳浓度，降低感染的机会。通风时，产妇和新生儿可暂时到另外的房间，不要让风直接吹到产妇。

（三）温度与湿度

产妇的房间应保持清洁舒适，空气新鲜，定时通风换气，使室内温度保持恒定。一般冬季温度在18~25摄氏度，湿度为30%~50%；夏季温度在23~28摄氏度，湿度为30%~60%，应尽量避免室温和湿度过高或过低。

母婴卧室的采光还要明暗适中，随时调节，要选择采光较好和阳光充足的房间作为卧室。这样夏季可以避免过热，冬季又能得到充足的光照，使卧室保持温暖和舒适。

（四）环境安静

母婴的卧室应保持安静，使产妇得到充足的休息。因为产妇产后身体虚弱，如果应酬过多，会耗费体力，导致虚热忧心，烦躁不安。同时，新生儿的吃、喝、拉、撒也开始逐渐形成规律，过多人的探视和打搅，也会影响新生儿的生活，妨碍其休息。

如果有条件，最好能安排产妇在套房休养，这样产妇既可以在卧室充分休息，亲属也能尽情地在客厅表达自己的关爱。即使众多亲朋好友来探视，也不会过多打扰母婴休养。

（五）睡床的选择

产妇需要得到很好的休息，因此卧具的选择很重要，尤其是睡床，直接关系着产妇的身体恢复。产妇睡太软的床不仅不利于身体恢复，反而还可能导致盆骨损伤。因为产妇的卵巢在妊娠末期会分泌第三种激素——松弛素。这种物质有松弛生殖器官各种韧带和关节的作用，有利于分娩。也由于松弛素的作用，产后的骨盆会失去稳固性。如果此时睡在柔软的弹簧床上，人体左右活动都会有一定的阻力，不利于产妇翻身坐起。并且，睡在太软的床上身体重心也不稳定，如果起床或翻身时不注意，容易导致骨盆损伤。一般来说，产妇产后适宜睡板床或较硬的棕榈床垫，这样能在一定程度上避免骨盆损伤。

在产褥期，产妇不应总是睡卧，还应时常半坐半卧，这样可以使气血下行，有利于排净恶露，使子宫及脏器恢复到原来的位置。在半坐半卧时，还需要经常用手轻揉腹部，以两手手掌从心脏下部按到脐部，然后在肚脐周围旋转按揉片刻，再向下按到小腹，做同样按揉，每次 10 下左右，每天 2~3 次，可以帮助子宫复原，避免产后出血、腹痛等症状的发生。

（六）被褥的选择

被褥的选择对产妇身体恢复也很重要。为了增加寝具的保温效果，产妇的褥子应比被子稍厚些，而且褥子有一定的柔软度即可。如果睡在过于柔软和有弹性的褥子上，产妇翻身就会比较困难，不利于睡眠。

被子应轻柔、保暖，不宜过厚，尽量减少对皮肤的刺激，以促进睡眠。被褥都需用棉制品，有利于吸汗去湿。

总之，产妇的被褥以不寒不热为佳，并且要经常晾晒，保持洁净卫生。

三、注意产妇个人卫生

（一）经常洗澡

一般来说，如果分娩顺利，又无剖宫产、发热或其他疾病，产妇于产后2~3天即可洗澡。如果产后过于虚弱或发热，腹部或外阴伤口未愈合，可由家人协助用温水擦身，不要淋浴。

产妇最好采取淋浴的方式洗澡，不要坐浴，以免污水进入阴道引起感染。如果要坐浴，最好在5000毫升的温水中加入1克高锰酸钾，以达到杀菌的作用。

不论洗澡或擦身，室温都应适宜。夏季一般室温即可，冬季以26~28摄氏度为宜。水温也要合适，夏季水温略高于体温即可，冬季应稍高些，一般在42摄氏度左右。每次洗澡的时间不宜过长，一般5~10分钟即可。浴后要迅速擦干，穿好衣服，以免受凉。

在产褥期，产妇也应经常洗头、梳头，这不仅能去除头发中的灰尘、污垢，让头发保持清洁卫生，还能刺激头皮，促进局部皮肤的血液循环，提神醒脑，满足头发生长所需的营养。洗头时，水温要适宜，不要过凉，以37摄氏度左右为宜。可用指腹轻轻按揉头皮，洗完后立即将头发擦干并用吹风机吹干，避免着凉，引起头痛。一般来说，产妇产后头发空易出油，也容易掉头发，所以不要使用太刺激的洗发用品。

（二）早晚刷牙

产妇在产褥期需要进食大量糖类、高蛋白食物等，容易损害牙齿，引起口臭、口腔溃疡等。刷牙能清除口腔中的腐物、酸物等，从而保护牙齿，保持口腔健康。

除了每天早晚用温水刷牙外，产妇还要做到饭后漱口。另外，还可用具有清洁、消毒作用的漱口水在漱口或刷牙后含漱，每次15毫升左右，含漱1~2分钟，每日3~5次。含漱后15~30分钟内不要再漱口或饮食，以便药液能充分发挥清洁、杀菌的作用。

产妇可选择软毛牙刷，刷牙时要用温水刷，避免冷水刺激，并且里外都要刷，用力不要过大、过猛。

产妇还应经常叩齿，以提高牙齿本身的抗病能力。叩齿时用力要均匀，速度不要过快或过慢，上下牙齿每天早晚各空腹叩50次左右。

（三）经常换洗衣服

分娩后，产妇的皮肤排泄功能旺盛，在睡眠和初醒时更多，汗液会经常浸湿衣服、被褥。再加上乳房淌奶、恶露排出等，容易污染内裤、被褥，所以产妇坐月子期间要经常换洗衣服。

产后第一周内，产妇的内衣、内裤等要天天更换，1 周以后也要勤换、勤洗。被罩、床单等也要勤换洗，保持清洁、干燥。换下来的衣物要注意洗净汗渍、血渍、奶渍等。乳汁留在衣物上时间久了，会变成酸性物质，损害织物纤维，所以产妇的内衣裤最好选用吸水性强的棉织品，且要宽松柔软，易于散热。

坐月子期间，产妇不要穿紧身的内衣入睡，最好穿柔软宽大的睡衣，这样可使皮肤血流通畅，减少刺激。

需要注意的是，更换衣物要避免着凉、感冒，但也不要因害怕感冒而不换衣服。产妇在产褥期和其他时间一样，要养成清洁卫生的好习惯。

四、保证产妇科学的睡眠

在产褥期，无论是健康的产妇还是身体状况不佳的产妇，足够的休息和睡眠都非常重要，可以促进身体组织的修复，增强体力。

产褥期产妇既要照顾新生儿，还要照顾自己，容易造成睡眠不足，休息不够，影响精神和体力恢复。如果过早负重或劳累过度，还会引起腰背和关节酸痛，甚至引起子宫脱垂、阴道壁膨出等终身疾病。因此，产妇要劳逸结合，每晚应保持 8~9 小时的睡眠，白天最好午睡 1 小时，以帮助体力尽快恢复。但也不宜睡得过多，否则身体新陈代谢降低，糖类等营养物质就会以脂肪的形式在体内聚积，造成肥胖。

同时，产妇睡前还要保持情绪稳定，即要保持平和，切忌忧虑、恼怒。因为怒则气血上涌，情绪激动，烦躁不安，难以入睡。除了恼怒会导致入睡困难，任何情绪的过激变化都容易引起产妇气血失调，出现失眠。因此，产妇睡前一定要保持情绪稳定，以便安然入睡。

有些产妇因为照顾新生儿而昼夜颠倒，或因其他原因容易造成失眠。要防止失眠，首先，要保持定时、定量的睡眠，白天午睡时间不宜过长或过晚。其次，晚上睡前可用温水洗澡，然后做做按摩，或用柔软的体操来帮助肌肉放松。最后，卧室要保持安静、清洁、空气清新，布置舒适的寝具。

第三节　不同种类的产褥期护理

一、病房护理

（一）顺产产妇

1. 产后 2 小时提醒产妇排尿。在产后 2 周内排尿时，排尿过程中尽量憋 3~4 次，有利于肛门括约肌的收缩及阴道的收缩。

2. 鼓励产妇自由翻身。

3. 每天擦洗会阴 1~2 次。

4. 会阴缝合处若有红肿、化脓现象应及时告诉医生。

5. 注意恶露排量，必要时保留身下隔尿垫，以备检查。

6. 产后及时开奶，按需哺乳。每次喂奶前擦洗乳头，乳头凹陷者可轻轻揉捏。

7. 乳头皲裂者可用护乳霜。

8. 乳房过度充盈的产妇要做热敷和湿敷，并用吸奶器吸出多余的乳汁。

9. 指导月子餐（可让家人做好送到医院）。

10. 在医院看护时不能长时间离开病房，护理师若要离开时，要有其他人在床边。

11. 如医生开药，应按时给产妇服用。

12. 如输液要及时找护士换药，紧急情况时可关掉输液器。

（二）剖宫产产妇

1. 术前 6 小时禁食，术后 24 小时正常饮食，术后 6 小时可喝通气汤（遵医嘱）。

2. 术后去枕平卧 6 小时，以防头痛。

3. 术后输液时及时换瓶，不可大意，发现异常应立即呼叫医生。

4. 如产妇用导尿管，清洗会阴部时注意不要碰到导尿管。

5. 导尿管的尿量不可超过尿袋的一半，应及时排放，以防尿液反流引起尿路感染，倒导尿袋要做好记录。

6. 及时询问产妇有无排气，不排气不可吃饭。

二、家庭护理

（一）产后护理评估

为了使产妇的家庭护理工作做得更细致，护理师首先需要对产妇的基本情况做一个详细的了解和评估，这是开始工作之前的基本准备。产后护理的评估主要有以下内容。

1. 产妇基本情况

产妇个人的基本信息：产妇家庭对产后护理的认识及价值观，可能影响母婴护理师服务过程中的方方面面。因此，在提供服务之前，有必要大概了解客户的基本信息，包括姓名、年龄、职业、受教育程度、婚姻状况、配偶情况等。

健康史：主要是看产妇个人有没有心脏病、糖尿病、高血压、甲状腺疾病、免疫功能缺陷等，尤其是有没有传染病。

孕产史：是头胎还是二胎，以前是否有堕胎经历等。

此次妊娠情况：是顺产还是剖宫产，是足月产还是其他，新生儿出生后是否健康等。

家庭状况：家庭成员及家庭结构等情况。

护理师了解这些情况，是为了更好地提供服务。需要注意的是，护理师应尊重别人的隐私，不要刻意去追问这些信息，以免被客户误解。

2. 产妇身体评估

生命特征：体温、血压、脉搏、呼吸等情况。

乳房：外观是否正常、乳头是否突出、乳汁是否充足等。

子宫：住院期间子宫收缩情况，如果收缩不好，尤其要注意产后子宫的保健。

胃肠道：是否有便秘和痔疮，食欲怎么样等。

膀胱：产后应该在 4~6 个小时自行小便，如果有小便困难的现象，需要多喝水。

恶露：观察恶露处于什么阶段，并关注其后续变化。

会阴切开：顺产的产妇，产后会阴会有轻微伤口；剖宫产则需要注意对腹部伤口进行消毒。

情绪：观察产妇情绪情况，防止产后抑郁症的发生。

（二）产妇生活护理流程

1. 产妇晨间护理流程

产妇评估：注意观察产妇的生理特征、身体状况、精神状况等。

母婴护理师准备：按要求着装，戴口罩，洗手并擦干，剪指甲。

物品准备：一般产妇需准备漱口杯、软毛牙刷、洗脸盆、毛巾、梳子、洗面乳等。特殊产妇可能还要准备备用护盆、护理篮。另外，还要准备清洁的床单、被套、枕套、产妇衣裤、扫床刷等。

环境准备：酌情关闭门窗，调节室温。

操作程序：

叮嘱产妇排便、排尿。顺产产妇整个排尿过程分2~3次憋尿，协助剖宫产产妇起身，在正前方蹲坐将其拉起。

打好温水，调节水温（40~45摄氏度），先让产妇漱口，之后将产妇面部擦拭清洗，然后擦拭乳房乳头。

洗手并擦干后整理床铺和其他用物。注意整个操作过程中居室通风换气，保证无对流风。整个过程结束，还要及时清洗产妇换下来的衣物。

评价：产妇清洁舒适，自我形象得到改善。产妇房间整洁，空气清新，床铺平整、清洁。

2. 产妇晚间护理流程

产妇评估：注意观察产妇的生理特征、身体状况、精神状况等。

母婴护理师准备：按要求着装，戴口罩，洗手并擦干，剪指甲。

物品准备：一般产妇需准备漱口杯、软毛牙刷、洗脸盆、毛巾、梳子、洗面乳。特殊产妇可能还要准备备用护盆、护理篮。另外，还要准备清洁的床单、被套、枕套、产妇衣裤、扫床刷等。

环境准备：关闭门窗，拉好窗帘。

操作程序：

根据产妇身体状况帮其取舒适体位。

打好温水，并调节温度为40~45摄氏度。协助产妇漱口。先帮产妇清洗脸部、颈部及腋下，之后擦拭乳房及乳头，要对头部做局部保护。最后，用热水给产妇泡脚洗脚，并用清水冲洗产妇会阴。

睡前还要整理床铺，需要时加盖毛毯及棉被，并叮嘱产妇排便。通风换气后关门窗，开地灯，关大灯。夜间定时巡视产妇睡眠情况。

评价：产妇清洁舒适，自我形象得到改善。产妇房间整洁，空气清新，床铺平整、清洁。

（三）顺产产妇会阴侧切伤口的家庭护理

1. 手术后应该注意选用安全的卫生用品，勤更换，保证伤口清洁、干燥，避免伤口感染。

2. 会阴侧切术后的两三天，产妇不论坐着或站着都会痛，有时侧靠着坐比坐在坚硬的椅子上感觉更痛。可以考虑坐在橡胶圈上，以减轻会阴部的压力。

3. 分娩 3 天或出院后则需要每天用清水或洗液清洗外阴，有条件的最好一天 2 次。建议大小便后都用水清洗会阴，用卫生纸擦拭应由前往后，切忌由后向前擦或反复擦拭，以避免细菌感染。

4. 可使用高锰酸钾片加水 1:5000 稀释均匀后作为会阴伤口的清洗剂。产褥期禁止进行阴道冲洗，以免感染盆腔。

5. 平时睡觉或卧床时，最好侧卧于无会阴伤口的一侧，以减少恶露流入会阴伤口的机会。

6. 顺产 1 个月内不要提举重物。任何过早或者过重的体力活动，都可能造成盆底组织损伤，甚至造成老年后的子宫脱垂，严重的甚至会导致伤口长期不能愈合。

7. 会阴侧切缝合一般 5 天拆线，如拆线后伤口裂开，有鲜血流出，可能需再次缝合，但多数处理方式与伤口感染相似。也有一些缝合用线是人体可吸收的，不用拆除。如会阴侧切口局部有红、肿、热、痛等炎症表现，并有硬结，挤压时有脓性分泌物，应及时就医。

8. 产后宜及早下床活动，促进血液循环，多吃新鲜蔬菜、水果，多喝清淡汤饮，不吃辛辣食物以保持排便通畅。手术完以及拆线后的几天内，应避免做下蹲用力的动作，宜先收敛会阴和臀部后再坐在马桶上，屏气用力是会阴伤口裂开的常见原因。

9. 在使用热疗做物理辅助治疗时，要注意避免烫伤。频谱仪或红外线理疗仪应距离会阴伤口 30 厘米照射，每日 2 次，每次 30 分钟，以促进血液循环，也可同时局部涂喜疗妥软膏等，促进药物吸收。

（四）剖宫产术后腹部伤口的家庭护理

术后腹部伤口压沙袋 6 小时，一般适用于双胎妊娠和巨大儿的产妇，使用的沙袋是根据当时情况选择合适的大小并经过清洁的治疗巾包裹的，不会带来感染和加重疼痛的。腹部压沙袋的主要作用有三个：一是压迫腹部切口，减少创面的渗血、渗液；二是通过压迫刺激子宫收缩，减少子宫出血；三是预防产后腹腔压力突然降低，导致淤血在腹腔静脉和内脏中，预防休克。

术后6小时内去枕平卧及禁食，术后6小时后可进食流质食物。次日有肛门排气后，可进食粥、汤面等半流质食物。术后3天内配合输液，以补足水分，纠正脱水状态，饮食可恢复正常。

及早活动，以防止肠粘连及血栓的形成。麻醉作用消失后，上下肢肌肉可做些收放动作，术后6小时就可睡枕头及采取半坐卧位，循序渐进地增加活动量。如身体条件允许，可尽早下床活动，以促进血液循环。睡觉时采取右侧卧，对血液循环最好，其间也可以更换姿势。如遇咳嗽、恶心、呕吐、大笑等情况，下床前，应用手及束腹带固定伤口部位，避免腹压增高，使腹部缝线断裂。下床时，先侧卧，以手支撑身体起床，避免直接用腹部力量坐起。

一般手术后第二天补液结束即可拔除留置导尿管，拔除后3~4小时应及时排尿。通常卧床时排尿困难，应协助产妇下床去厕所，直至排尿顺畅为止，并注意排尿时是否有灼热或刺痛的感觉，以防尿道感染。

术后3天内有低热是组织吸收热，为正常现象；如术后5天体温仍超过37.5摄氏度，则不宜出院。回家1周内，最好每天下午测体温1次，以便及早发现低热，及时处理。

在使用热疗做物理辅助治疗时，要注意避免烫伤皮肤。频谱仪或红外线理疗仪应距离腹部伤口30厘米照射，每日2次，每次30分钟，可促进血液循环。

手术1周后才可淋浴，之前可擦澡。伤口未愈合可粘贴3M防水敷料再淋浴，万一弄湿伤口应立即擦干，用碘附涂抹切口进行消毒后用无菌敷料覆盖。在拆除伤口敷料后，如需要继续围上束腹带，先在伤口上覆盖一条干毛巾，以减少摩擦不适，束腹带材质要选用纯棉，柔软透气，不要太宽，以免长时间使用不舒服。

一般产后第7天拆线，如果用的是人体可以吸收的线则不用拆除。第42天回医院复诊。若腹部伤口局部红、肿、热、痛，伴高热不退，产褥期恶露明显增多等症状，应及时就医。

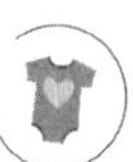

通常术后2~3周后疤痕形成，伤口愈合过程中局部会有痒感，等伤口完全愈合，新生的神经末梢习惯了周围环境，也就不再觉得痒了。疤痕痒感难熬时，切记不要过度抓挠或用热水烫，这样会加剧局部刺激，使结缔组织发生炎性反应，痒感会加剧，甚至发生皮肤破损导致感染。这一阶段产妇重点要增强体质，加强营养，多吃胶原蛋白丰富的食物，帮助伤口愈合，或遵医嘱使用帮助伤口修复的药膏或药贴。

也可每天用指腹轻轻按摩伤口3~5分钟，以减少疤痕产生。避免阳光直接暴晒伤口，否则将导致疤痕颜色加深。对于疤痕体质者，疤痕在术后进行性生长，形成局部硬块，则需要去医院皮肤科或整形外科就诊。

（五）产妇日常洗漱的家庭护理

1. 洗脸与刷牙的护理

产妇每天应坚持用温水洗脸，可以清洁皮肤、消除疲劳、精神爽朗、增加自信。护理师要细心观察产妇的皮肤以及心理状态，主动提供服务。

“产妇刷牙会使牙齿酸痛、松动”的说法是没有科学根据的。为了产妇的健康，预防牙病的发生，产妇坐月子期间，不但应该早、晚用温水刷牙，而且应做到三餐后漱口。刷牙时要选用软毛牙刷，不能用力过猛，以免牙龈出血，更不要横向刷，而要纵向仔细地清理齿间。

2. 洗澡与洗头的护理

产妇在分娩后，身体比较虚弱，抵抗力也有所下降，分娩后比较容易出汗，洗浴可达到灭菌和避免感染的效果。但是洗浴也要有讲究，在室温、水温、洗澡次数以及洗后的护理上都需注意。

清洗头发、头皮可以起到促进皮肤血液循环，增进上皮细胞营养，去除污垢油渍和防止头发脱落的作用，还可保持清洁整齐，增进美感和舒适度。为防止受凉，洗头后及时用干毛巾擦干或电吹风热风吹干，必要时可使用浴霸或暖炉调节室温。而容易头痛和头风重的产妇，可用姜皮煮水或者艾叶熬水洗头，都有祛除风寒的作用，同样也可用来洗澡。艾叶熬水洗澡配方：用新鲜艾叶100克或干品50克和几片生姜一起熬大半桶水。艾叶有理气血、温经脉、逐寒湿兼止痛的作用，产后气血两亏易受风寒湿邪，宜常用它煮水洗澡。

科学坐月子建议顺产后3天、剖宫产后7天便可洗头、洗澡，此时产妇身体恢复相对良好，也可根据南北气候与个体差异选择皮肤清洁的时间与频率。如果条件限制不能每天洗澡，至少要坚持每天用温开水或1:5000的高锰酸钾溶液清洗外阴部，但禁止阴道冲洗。勤换会阴垫和内衣裤，内衣裤以宽松纯棉舒适为佳，洗澡以淋浴为宜，避免盆浴，防止污水上行感染盆腔。

三、专业护理

专业护理的很多内容可以归结为产后恢复。有些是在医院里由护理师或护士进行的常规护理，还有一些护理机构研发出一些专业护理项目，比如产后熏蒸、满月发汗、产后SPA等，有助于产后修复。

（一）会阴护理

会阴的擦洗和冲洗是产科临床护理工作中最常用的护理技术。通过会阴的擦洗和冲洗，可以保持产妇会阴及肛门部位的清洁，促进产妇的恢复和会阴伤口的愈合，防止生殖系统、泌尿系统的逆行感染。操作方法如下：

1. 告知产妇会阴擦洗的目的和方法。

2. 将会阴洗盘放在床边，在产妇臀下垫一个防水垫或棉布垫。

3. 小心擦洗。一般需要擦洗3遍，第一遍自耻骨联合处一直向下擦至臀部，先洗净一侧后用同一棉球同样擦洗另一侧，再用另一棉球自阴阜向下擦至中间。自上而下，自外向内，初步擦净会阴部的污垢、分泌物和血等。第二遍的顺序为自内向外，或以伤口为中心向外擦洗。擦洗时应注意最后擦洗肛门，并将擦洗后的棉球丢弃。第三遍的顺序跟第二遍相同。必要时可根据实际情况增加次数。最后用干纱布擦干。

4. 擦洗结束后，为产妇更换会阴垫，并整理好床铺。

以上是医院的操作流程，护理师可依此对产妇进行护理。如果是在家里，条件和器具不全，可适当简化程序。产妇经过在医院的护理后，阴部通常会恢复得较好，但仍需要观察伤口情况。如果恢复得不错，平常用清水冲洗即可。如果还没恢复，需要咨询医生，看是否需要消炎或就医。

（二）乳房护理

乳房护理的内容包括通过中医手法或器具，减轻或消除产妇容易出现的乳腺管堵塞、乳房肿胀、乳房疼痛等症状，同时解决缺乳、少乳或无乳的问题（该护理方法可参照本章第五节的内容）。

（三）会阴湿热敷

会阴湿热敷是指利用热源和药物直接接触患区，促进局部血液循环，改善组织营养，增强局部白细胞的吞噬作用，加速组织再生、消炎和止痛。会阴湿热敷可以防止旧性血肿复发，有利于外阴伤口的愈合。会阴湿热敷常用于会阴部水肿、会阴血肿的吸收、会阴伤口硬结及早期感染等情况。

（四）坐浴

坐浴是借助水温与药液的作用，促进局部组织的血液循环，增强抵抗力，减轻外阴局部的炎症及疼痛，使创面清洁，有利于组织的恢复。需要注意的是，如果不是为了治疗，建议产妇不要使用坐浴的方法。

（五）产后熏蒸

通过器材和药物，让产妇通过排汗的方法，将体内淤积的废物排出。熏蒸后，产妇通常会感觉非常舒畅。熏蒸后要注意补充水分，休息过后，可以喝一些营养汤。

（六）艾灸疗法

用艾灸的方法，针对产妇不同的体质状况和身体状况，制定出一套针对产妇的调理方法，可通经活络、行气活血、祛湿逐寒、消肿散结、回阳救逆、防病保健。通过对产妇进行调理，使产妇经络疏通，身体得以调养，心情愉快。

（七）产后操

通过体操运动指导产妇进行适量的锻炼，达到逐渐恢复体力的目的。

四、产后心理护理

高级母婴护理师学习这部分内容的目的，就是要正确认识并尽早发现产后抑郁症，以防危险发生。

（一）产后抑郁症的原因

由于孕后体内激素的剧烈变化，分娩的疲劳和痛苦，产后对孩子的担心，生活环境、家庭关系的变化等因素，一些产妇产生不同程度的心理变化，严重者可发展为产后抑郁症。引起产后抑郁症的原因是多方面的。

1. 产后抑郁症与体内激素水平的变化有关。较低的血浆催乳素水平和较高的孕激素水平，预示女性在产后6~10周容易有抑郁的情况发生。母乳喂养的产妇，催乳素水平较高，故不易患产后抑郁症。年龄与血浆皮质醇和催乳素水平有明显相关性，即高龄产妇易发生产后抑郁症。此外，产后抑郁症与甲状腺功能减退也有关。

2. 心理因素。以自我为中心、敏感、情绪不稳定、好强求胜、固执、社交能力不强、与人相处不融洽和性格内向等个性特征的产妇更容易患产后抑郁症。

3. 身体因素。对分娩的心理准备不充分、分娩带来的疼痛与不适使身体和心理应激增强，难产、手术产等产时并发症也是产后抑郁症不可忽视的诱因。

4. 遗传因素。有家族精神病遗传史的产妇较一般产妇更容易患此类疾病。

5. 其他社会因素。不良的分娩结局如死胎、死产、畸形儿或分娩前后的应激生活事件如失业、夫妻分离、亲人病丧、家庭不和睦等以及住房困难、经济条件差等都是引发产后抑郁症的因素。

（二）产后抑郁症的表现

产后抑郁症是一种非常普遍的病症，据专家估计有50%~90%的产妇会患不同程度的产后抑郁症，尤其是那些以往有精神病史的产妇，在分娩后原有的不良情绪体验加重，出现身体不适、情绪不稳、易发脾气、睡眠不安等。这些轻微的症状，可以通过心理调整慢慢得以恢复。

但是如果症状比较严重，甚至干扰到日常生活、无法照看婴儿，如感觉极度疲倦和严重失眠，感到绝望和无助，感到失落、没有动力，对自己和家庭失去兴趣，有想要伤害婴儿的冲动，有的还有自杀倾向，就一定要找心理专家进行咨询和治疗。如果不及时干预，就有可能发展为严重后果。

（三）产后抑郁症的防治

产后数天，产妇的身体和心理都处于特殊阶段，应特别重视此时期的身心保健。可在孕晚期用心理评定量表测试产妇的抑郁状态，对具有抑郁倾向的产妇，特别是孕晚期易激怒、情绪明显不稳定者实施孕期心理干预，这一措施可明显降低产后抑郁症的发生率。

首先应向孕妇提供与分娩有关的知识，帮助孕妇了解分娩的过程，并教其一些分娩过程中的放松技巧，以减轻孕妇分娩过程中的紧张、恐惧心理。

应根据孕妇的个性心理特征，给予相应的心理指导。

还应发挥社会支持系统、家庭尤其是丈夫的关爱和协调作用，改善夫妻、婆媳关系，努力为产妇营造一个温馨的生活环境。

总而言之，产后不仅要给产妇补充营养，保证充分休息，还要给予更多的情感支持和关怀，以促使其早日康复。在做好产褥期心理保健的同时，产妇要注意休息和营养，尽快恢复体力，同时保持良好的心态，防止不正常心理的发生和发展。丈夫及家人也要理解和关心产妇的心理特点和变化，帮助其克服产后的低落情绪，在生活上给予无微不至的照顾，精神上给予更多的关爱。

第四节　产褥期的营养调理

一、产褥期营养的重要性

由于产妇在分娩时流失了大量的蛋白质、脂肪、碳水化合物、维生素、矿物质及水分，因此产后初期会感到疲乏无力，脸色苍白，易出虚汗，且胃肠功能也趋于紊乱，常出现食欲缺乏、饭不思食、食而无味等情况。如果产后调理不好，很可能导致以下问题：

（一）体型变胖。

（二）骨质疏松。

（三）免疫力减退。

（四）身体器官衰弱。

（五）妇科疾病。

另外，乳汁分泌也会消耗能量及营养素，此时倘若营养调理不好，不仅产妇身体难以康复，容易得病，而且还会影响婴儿的哺乳及生长发育。所以产妇一定要及时而全面地进行调理。

因此，产妇通常会面临两大任务：一是自身的身体恢复；二是哺育婴儿。这段时期，母体营养流失需要很长时间才能恢复，所以产褥期的营养补充和营养素均衡搭配尤其重要。

二、产后饮食注意事项及饮食标准

（一）产后饮食注意事项

1. 应避免的食物

（1）避免油腻食物。

（2）避免深色的食物，以免疤痕颜色加深。

（3）避免咖啡、茶、辣椒、酒等刺激性食物。

（4）避免发酵的食物，以免胀气。

（5）避免生冷类食物，禁食40天。

（6）忌食油炸食品，这类食品通常难以消化且营养成分不足。

2. 应摄取的食物

（1）一周后可开始摄取鱼、鲜奶、肉类等高蛋白质食物，以帮助组织修复。

（2）多补充纤维素，多吃水果、蔬菜，以促进肠道蠕动，预防便秘。

（3）因为失血较多，产妇宜多吃含铁质食物以补血。

3. 视情况灵活食用的食物

（1）红糖。有活血化瘀之功能，产后10日内食用红糖有益健康，过多过长时间食用红糖，会引起汗液增多、口渴咽干、阴道出血增多等症状。

（2）白糖。纯度高，杂质少，有润肺生津之功效，夏季分娩中后期可食用。发热、出汗多、手足心潮热、阴道流血淋漓不断、咽干口渴、干咳无痰的产妇可食用白糖。

（二）产后饮食总原则

产妇产后饮食调养需要分三个阶段进行，总的原则归纳起来就是：一清，二温，三补。

第一阶段：一清

扶正、化瘀。清除体内废血、废水、废物。食物以清淡为主。

第二阶段：二温

温和调养。顺乳、催乳、调肝健脾。营养的补充需要循序渐进，要温和地进食，缓慢地进补。

第三阶段：三补

补肾固本，滋补营养。

（三）产后合理膳食的基本要求

产后食物的供给应含有产妇所需的能量和营养素，同时摄取的食物应保证营养素的平衡。通过合理烹调，尽可能减少食物中各种营养素的流失，并提高消化吸收率。食物本身必须清洁无毒害，不受污染。护理师应为产妇制定合理的膳食制度，定时定量，每餐比例要合适。

1. 饮食安排要求

产后5~7天内饮食要以粥、软饭、烂面、蛋汤为主，不要过于油腻。

产后7天以后，产妇消化正常。舌苔不厚重的产妇可以进补鱼、蛋、肉类，但不要过饱。

产后1个月内，要少食多餐，易消化。

2. 烹调要求

调味品适量，食盐应适当限制，忌过咸、过硬、生冷、辛辣、酒等刺激性强的食品。

食物清淡少油，以汤类为主。

多用蒸、炖、焖、煮、熬的方法处理食物，不吃煎炸食品。

多吃粗粮、杂粮。

烹调竹笋、菠菜、苋菜时必须用水焯。

（四）产妇的基本饮食标准

以下是产妇一天的饮食安排典型示例：

表4　产妇一天饮食时间和食物搭配示例

餐食安排	时间	食物搭配
早餐	7：00	特色主食+清淡小菜+营养粥1份
上午加餐	9：30	特色点心+滋补汤+水果
中餐	12：00	主食+2份烹调菜+药膳进补汤
午后加餐	15：30	点心+汤类+水果

续表

餐食安排	时间	食物搭配
晚餐	18：00	主食+2份烹调菜+药膳进补汤
夜宵	21：00	特色点心+牛奶等

食谱一

早餐：小米粥1碗、馒头50克、鸡蛋2个、牛奶250克。

午餐：花卷150克、骨头汤50克、酱牛肉100克、虾米烧白菜1碗。

午点（加餐）：番茄鸡蛋面条1碗（番茄100克、面条100克、鸡蛋1个）。

晚餐：豆浆1碗、米饭150克、红烧带鱼100克、肉片炒油菜（瘦肉25克、油菜100克）、橘子1个。

食谱二

早餐：小米粥1碗、馒头50克、鸡蛋2个、豆浆1碗。

午餐：馒头或米饭200克、肉丸子小白菜骨头香菜汤300克（瘦肉50克、小白菜200克）。

午点（加餐）：牛奶250克、面包片200克。

晚餐：豆浆1碗、米饭200克、红烧带鱼100克、白菜豆腐汤1碗（白菜100克、豆腐50克）。

上述两例菜谱，每天可向产妇提供3110千卡热量，比平时增加1000千卡热量，是为了保证乳汁的充分分泌。如不哺乳，产妇可适当减少摄入热量。

表5　产妇每日摄入的食物量

食物	数量
牛奶	300~500克
肉类和肝脏	150~300克
鸡蛋	4~6个
豆类	50~100克
蔬菜	500~700克
谷类	500~700克
红糖	20~30克

三、食物的营养成分及产妇的饮食安排

（一）自然分娩的产妇

第一天给产妇吃些易消化的食物。

第二天可让产妇吃些高蛋白和流质食物，适量补充维生素和铁元素，如卧鸡蛋、鸡蛋挂面、蒸鸡蛋羹、蛋花汤、馄饨和藕粉。

第三天开始正常饮食。产妇产后脾胃虚弱，应该吃富含高蛋白的食物和多种新鲜蔬菜、水果，身体虚弱的产妇可搭配一些药膳。

表6　各种营养成分的食物来源

营养成分		食物来源
蛋白质	动物蛋白	瘦肉、鱼、蛋、乳类、家禽
	植物蛋白	花生、豆类、豆制品、谷物
脂肪	动物脂肪	肉类
	植物脂肪	豆类、花生、核桃、葵花子、芝麻
糖类	热量	谷物、白薯、土豆、栗子、莲子、藕、菱角、蜂蜜
矿物质	铁和钙	油菜、藻类菜、芹菜、雪里蕻、荠菜、小白菜
	碘	猪肝、猪肾、鱼、海带、虾、紫菜
维生素	维生素A	蛋、肝、乳类、菠菜、荠菜、胡萝卜、韭菜、苋菜、莴苣叶（其中含胡萝卜素较多，可以在体内转化成维生素A）
	B族维生素	小米、玉米、糙米、麦粉、豆类、肝、蛋、青菜、水果
	维生素C	青菜、柑橘、橙、柚、草莓、柠檬、苹果、番茄、鲜枣
	维生素D	蛋类、乳类

（二）剖宫产的产妇

产后不宜多进食，6小时内应禁食。

术后6小时后可让产妇进食炖蛋、蛋花汤、藕粉、稀粥、米粉、果汁、肉汤等流质食物，分6~8次进食。

术后第二天，可让产妇进食稀、软、烂的半流质食物，注意补充蛋白

质，以利于伤口愈合，如粥、浓肉汤、肉末、肝泥、蛋羹、烂面、烂饭等，每天5~6次，保证营养充足摄入。

术后第三天，恢复正常饮食：主食350~400克，牛奶250~500克，肉150~200克，鸡蛋1~2个，蔬菜水果500~1000克。

剖宫产产后不宜多吃胀气的食物，如黄豆、豆制品、红薯、牛奶等，也不宜过多食用鱼类。

（三）会阴不切开的产妇

产后5~6天，进食流质和半流质食物，可以使产妇不形成硬便，之后正常饮食。

四、产褥期补身计划

产妇分娩时体力大量消耗，分娩后体内激素发生一系列变化。同时产妇的生殖器官也开始逐渐恢复，乳房开始分泌乳汁，产妇的乳腺活动增强，母乳在合成的过程中需要相应的能量和各种营养素。所以，产妇进行大量营养素的补充，是保证泌乳的先决条件之一。产褥期的适当休息和合理营养十分必要。然而，进补要考虑身体状况，具有针对性，同时要循序渐进，合理安排。

（一）产后第一周和第二周

1. 补身重点

通常，产后第一周和第二周的主要目标是利水消肿，使恶露排净，因此绝对不能大补特补。饮食重点应放在促进新陈代谢，排出体内过多水分上。正确的进补观念是：先排恶露，后补气血，恶露越多，越不能补。第三周和第四周，要逐步增加蛋白质和纤维素的摄入，增加营养品种和营养供给。

第一周：以清除恶露、促进伤口愈合为主。养血活血，帮助子宫排出污血，身体利水消肿，促进子宫收缩，恢复子宫正常机能。

最初选用鸡汤、肉汤、鱼汤等汤水类进补，但是不可加酒。甜点可以帮助排出恶露。鱼、维生素C有助于伤口愈合。药膳食补可添加黄芪、枸杞、红枣等中药材。

麻油猪肝或猪肝面（适合在早上、中午食用）、山药排骨汤、红枣银耳汤，有助于子宫排出恶露和其他废物，其中，猪肝有助于排出恶露及补血，是剖宫产产妇最好的固体食物选择。

清淡的荤食，如肉片、肉末、瘦牛肉、鸡肉、鱼等，配上新鲜蔬菜一起炒，口味清爽，可使产妇营养均衡。

适量的橙子、柚子、猕猴桃等水果也有开胃的作用。子宫收缩不佳的产妇，可以服用酪梨油，帮助平滑肌收缩，改善便秘。

本阶段的重点是开胃而不是滋补，胃好才会食之有味，吸收好。

第二周：以防治腰酸背痛为主，增强腰力及收缩功能，预防腰部筋骨酸痛。

以麻油猪腰、花生炖猪脚、鱼汤等为主，以促进血液循环，预防腰酸背痛。另外，每天还应补充2000~2500毫升的液体。

食物部分与第一周相同，药膳部分则改用杜仲，以猪腰、猪心为主，搭配各种蔬菜和粮食类粥，晚上为鱼汤。

2. 第一、二周适合的谷物补身食物

这一阶段，多用谷物类做成易于消化和吸收的粥，谷类煮之前均需要浸泡1个小时以上，这样容易煮烂。

表7　谷物的功效及做法

食物	功效	做法
玉米	性平，利于开胃、活血、消肿	玉米粒粥、玉米糊、煮玉米
红豆	性平偏凉，利水消肿，利尿，消热解毒、通乳活血	百合莲子红豆粥、红豆红枣粥、红豆甘薯糖水、红豆薏米紫米粥
红米	性温，可补血、缓解疲劳、治疗失眠、促进消化，防便秘	美容粥（红米、红豆、红枣若干）、益气粥（红米、桂圆干若干）
花生	性平，有补血、改善视力、补充高蛋白的功效	花生粥
芡实	性平，有镇痛、收敛、生血的功效	芡实莲子汤、芡实花生红枣汤
莲子	性平，可养心安神	莲子银耳汤、红枣莲子汤（银耳、红枣、莲子加红糖）

续表

食物	功效	做法
绿豆	性凉，可消热消暑、利尿消肿、明目	绿豆南瓜汤、绿豆沙、绿豆冬瓜饮
燕麦	性温，有止汗、止血的功效	燕麦粥（燕麦、银耳、枸杞、葡萄干若干，糖适量）
薏仁	性微寒，利于清热、补肺、消肿	红米薏仁粥、龙眼薏仁莲子粥
豆类制品	改善骨质疏松、缓解便秘	豆腐、豆干、素鸡、百叶、腐竹、豆腐皮等均可适量食用

表8　蔬菜的功效及做法

食物	功效	做法
西葫芦	性平，可利尿、改善水肿	炒丝或者烧汤
玉米笋	性平，可开胃、通便利水	清炒、红烧
西蓝花、白花菜	性平，有清热、利尿的功效	清炒、红烧
卷心菜	护胃、抗疲劳	糖醋炒，或者和西红柿、鸡蛋一起做汤
茼蒿	性平，可消肿、补脑	清炒
四季豆	性平，可消肿、明目	清炒

表9　肉、蛋、海鲜的功效及做法

食物	功效	做法
猪肝	性温，补血	炒、卤、做汤，适用于第一周
猪腰	性温，可理肾气、通膀胱、消积滞、止消渴	炒，适用于第二周
鲈鱼（海鲈鱼）	性平，有促进伤口愈合、健胃的功效	红烧、清蒸

续表

食物	功效	做法
蛋类	可补充蛋白质、钙、磷、铁等	西红柿炒蛋、蒸水蛋等
骨头汤	除含蛋白质、脂肪、维生素外，还含有大量磷酸钙、骨胶原、骨黏蛋白等，有补钙、补血的功效	山药炖排骨，海带炖排骨，熬汤等

表 10　水果的功效

食物	功效	做法
木瓜	性平，可通便、解渴、助乳	生吃或木瓜炖银耳
火龙果	性平，有消暑退火、缓解焦虑的功效	—
杨桃	性平，有利尿、解渴的功效	—
甘蔗	性平微寒，有健胃、利尿的功效	—
椰子	性平，有清凉消暑、生津止渴、强心、利尿、驱虫、止呕止泻的功效	—

（二）产后第三周和第四周

1. 补身重点

第三周开始，恶露基本排干净，产妇进入进补期。这周的食补关键是高蛋白。坐月子期间，哺喂母乳的产妇除了自身营养外，还要兼顾婴儿的健康，每天所需的热量为 3100 千卡，而不哺乳的产妇约需 2400～2600 千卡的热量。营养学家推荐，哺乳期产妇每天蛋白质摄入量应达到 95 克。只有摄取充足且高质量的蛋白质，产妇才能拥有为婴儿提供优质母乳的好体质。主要食物有：

牛奶、鸡蛋。食物中鸡、鸭、鱼、瘦肉、动物肝脏、蛋、牛奶、牛肉、羊肉等都含有丰富的蛋白质，其中鸡蛋和牛奶中的蛋白质氨基酸比例与人最适宜，其中含有的脂肪也非常容易被人体吸收，故建议产妇要多喝牛奶吃鸡蛋。

豆类。大豆中含有丰富的植物性蛋白质、钙和维生素 A、B 族维生素等，吃豆制食品，如豆腐、豆浆等，对乳房健康有益。

坚果类。杏仁、花生、核桃、芝麻等，在富含高品质蛋白质的同时还含有大量的抗氧化剂——维生素E，摄入丰富的维生素E可以增加产妇乳房组织的弹性，对增强身体免疫力很有帮助。对于体质较虚的产妇来说，一些凉性的蔬菜如苦瓜、枸杞菜、萝卜缨、黄瓜等，应适量少吃。

第四周的食补关键是纤维素。蔬菜中的纤维素不仅可以帮助产妇促进食欲，防止产后便秘的发生，还能吸收肠道中的有害物质，促进毒素排出。另外，蔬菜中大量的维生素对产妇的精神恢复，避免产后抑郁也大有好处。主要食物有：

黄豆芽。黄豆芽中含有大量蛋白质、维生素C、纤维素等。蛋白质是组织细胞生长的主要原料，能帮助产妇修复分娩时受损的组织；维生素C能增加血管壁的弹性和韧性，防止出血；而纤维素能润肠通便，促进消化。

莲藕、胡萝卜。莲藕中含有大量的淀粉、维生素和矿物质，营养丰富，清淡爽口。产妇多吃莲藕和胡萝卜，不仅能清除体内淤血，增进食欲，帮助消化，还能促进乳汁分泌。

食用菌。银耳、黑木耳、香菇、猴头菇等食用菌类含有丰富的纤维素以及天然的生物反应调节剂，可以帮助产妇重建身体免疫系统，另外，多吃食用菌对产妇的乳房健康也有益。

2. 补身食物

表11　第三、四周适合的谷物功效及做法

食物	功效	做法
小米类	性温，有除热、安眠的功效	红枣小米粥、胡萝卜小米粥、芹菜小米粥
芝麻类	性平，可通乳、补肝	芝麻糊、八宝粥
黑糯米、紫米	性温，补气、补血	椰汁紫米粥（黑糯米煮粥后加入椰汁、糖适量）、紫米粥

表12　第三、四周适合的蔬菜功效及做法

食物	功效	做法
胡萝卜	性平，有补血、润肤的功效	胡萝卜炒饭、炒胡萝卜丝、胡萝卜粥

续表

食物	功效	做法
土豆	性平，和胃、益气、防便秘	青椒炒土豆丝、肉烧土豆块
毛豆	性平，可消肿、抗疲劳	煮毛豆、炒三丁
豆制品	改善骨质疏松，缓解便秘	豆腐虾皮白菜汤、红烧豆腐
甜椒	性平，有抗感冒、护眼的功效	糖醋炒
青蒜类	性温，抗菌、利尿消肿	肉丝炒
芥菜	性温，利气、开胃	芥菜包子
上海青	性平，有防便秘、保护眼睛的功效	香菇炒上海青
黄花菜	有清热、明目、安神等功效	黄花菜扣肉、黄花菜炒面筋
南瓜	性温，可增强抵抗力	蒸南瓜
莲藕	清热润燥、健脾开胃	糖醋炒

表 13　第三、四周适合的肉、蛋、海鲜功效及做法

食物	功效	做法
猪肚	性温	做汤、炒肚丝，适用于产后第三周
猪手	性平，补血、通乳	熬汤，适用于产后第四周，主要做法有加黄豆红烧
鸡	性温，滋补	熬汤，红烧
秋刀鱼	性平，健脑、补铁	煎、红烧
鱿鱼（乌贼）	性平，可补脑、益气血	加青椒炒
带鱼	性平，富含蛋白质，具有止血、补乳的功效	糖醋带鱼
鲳鱼	性平，健胃、补血	熬汤
蛋类	滋阴润燥、养血	加韭黄、青椒炒
虾	性温，高蛋白，有通乳功效	油焖大虾

续表

食物	功效	做法
海参	性温，可补血	葱烧海参

表14　第三、四周适合的水果功效及做法

食物	功效	做法
葡萄	性平，补气、养血	—
苹果	性平，微凉、补气	—
山楂	性平，具有消积化滞、收敛止痢、活血化瘀等功效	—
无花果	性平，开胃、助消化、消肿	梨炖无花果、无花果炖荸荠
樱桃	性温，补血	—
青枣	性温，清凉、解毒镇静	—
荔枝	性温，益气、通神、补血	—
桃子	性温，活血化瘀	—
龙眼	性温，补血	—
橙	性温，通乳、开胃	—
桂圆	性温，可治疗贫血、心悸、失眠、健忘、神经衰弱及病后、产后身体虚弱等症	山药桂圆粥、龙眼莲藕汤
香蕉	性寒，含多种微量元素和维生素，有促进食欲、助消化，保护神经系统，增强抵抗力的功效	—

第五节　产后恢复及产后调养

女性怀孕之后，身体骨架会被撑开，尤其是骨盆部位，腰部及大腿等处是特别容易堆积脂肪的部位。有的产妇即使体重恢复较好，也仍会有局部肥胖的困扰。如何使产妇在产后恢复体形也是高级母婴护理师需要关注的问题。

一、子宫恢复

（一）子宫体的恢复

在胎盘排出之后，子宫会立即收缩，用手可以在腹部摸到一个很硬并呈球形的子宫体，它的最高处齐肚脐。之后子宫底的高度会每天下降 1~2 厘米，大约在产后 10~14 天，子宫变小，降入盆骨腔内。这时，在腹部就摸不到子宫底了。

（二）子宫颈的复原

在分娩刚刚结束时，因子宫颈充血、水肿，会变得非常柔软，子宫颈壁也很薄，会皱起来，7 天之后才会恢复到原来的形状。7~10 天后子宫颈内口会关闭。一直到产后 4 周左右，子宫颈才会恢复到正常大小。

（三）子宫内膜的复原

分娩后胎盘和胎膜与子宫壁分离，由母体排出以后，从子宫内膜的肌底层会再长出一层新的子宫内膜。产后 10 天左右，除胎盘附着面外，其他部分的子宫腔会全部被新生的内膜覆盖。刚分娩后，胎盘附着部分的子宫壁面积如手掌大，到产后 2 周左右，直径可以缩小到 3~4 厘米，但直到产后 6~8 周才能完全复原。

如果子宫里有残留的胎盘组织，或产后子宫收缩不好，子宫复原的速度就会放慢。产后的子宫为了恢复到原来的大小，需要更有力的回缩，所以产妇在产后一周内会感到宫缩的疼痛，这种宫缩在给婴儿哺乳时会更为明显，但不会令人难以忍受。医学专家认为，多与婴儿肌肤接触及哺乳是促进子宫复原的最佳方法。

（四）影响子宫复原能力的因素

子宫复原的过程非常复杂，有许多相关的因素可能影响到子宫的复原，其中最常见的原因包括以下几种。

1. 子宫收缩药物的使用

在临床中，产后常使用促进子宫收缩的药物，包括缩宫素、麦角新碱等。缩宫素为神经垂体所分泌的激素，可促进子宫平滑肌产生节律性收缩；麦角新碱具有与麦角碱完全相同的子宫收缩作用，可以预防及治疗因子宫乏力而引起的产后子宫出血的问题。因此，如果产妇使用了这类药物，护理人员应该密切观察其子宫的收缩状况。

2. 子宫底环形按摩

子宫环形按摩

进行子宫底环形按摩，可以有效地促进子宫的收缩。护理师应该提醒产妇随时注意子宫的收缩情况，如果未能触诊到子宫底或子宫未能收缩呈球状，应给予子宫底环形按摩。

3. 膀胱排空

产后因子宫的排空而使子宫韧带显得松弛，子宫容易受膀胱推挤而偏向一侧，尤其在膀胱胀满的情况下，子宫偏向右侧的情况会更加明显，可能因此影响子宫复原的能力。因此，及时排空膀胱，将有利于子宫的复原。

4. 哺乳

应该鼓励产妇于产后及时及早地接触新生儿，并开始哺乳。哺乳期间，新生儿吸吮产妇的乳头可以刺激垂体分泌缩宫素，以诱发排乳反射，即促进乳腺泡周围平滑肌肉收缩，而将乳汁排入输乳窦，并使乳汁能顺利排出，同时缩宫素也会作用于子宫的接收器上促进子宫收缩。因此，哺乳有利于子宫的复原。

5. 妊娠及生产过程

此次妊娠是否为多胎或巨婴、生产过程有无延长、胎盘是否残留、产后有无早期下床活动、子宫内有无感染等，这些因素都会影响子宫的收缩和复原。

6. 饮食

产妇的饮食也会影响子宫的收缩。例如，产后食用麻油鸡或生化汤，均可以促进子宫的收缩。生化汤是妇产科常用的产后处方，有化淤生新，温经止痛，养血祛淤的功效。

产妇年龄较大、健康情况差、分娩次数多或多胎妊娠，也往往会影响子宫的复原能力。

二、产后体形的恢复

（一）建立正确的产后饮食观念

1. 合理膳食

无论是孕期还是产后，科学合理的膳食是至关重要的。孕产期的饮食原则是平衡膳食、避免高脂肪。在保证摄取足够营养、满足母婴需求的前提下，避免营养过剩。在产褥期，应该多补充富含钙、铁、蛋白质和维生素的牛奶、鸡蛋、豆腐、杂粮、新鲜水果、菠菜、蘑菇等食物，多喝汤水，以便满足身体的需要。尽量少吃甜食、油炸食品、肥肉等。

2. 母乳喂养

许多产妇因为怕体形改变，不愿意给婴儿哺乳，结果适得其反。母乳是婴儿天然的、营养全面的食物，而且母乳喂养可以促进母体新陈代谢和营养循环，还可以消耗体内多余的营养成分，减少皮下脂肪蓄积，预防生育性肥胖的发生。因此每天泌乳 850 毫升，可以消耗 800 千卡的热量，相当于消耗掉 90 克脂肪，可见，哺乳可以消耗大量脂肪和蛋白质，促进体形恢复。

3. 产后瘦身五大饮食误区

误区一：不吃早餐。

有产妇误认为不吃早餐能减少热量的摄入，从而达到减肥的目的，殊不知不吃早餐对人体伤害极大，无益健康。

误区二：长期使用固定食谱。

这样做固然减少了热量摄入，但久而久之会使身体的营养成分缺少，乳汁质量和产量下降，对身体也有害无益。

误区三：高纤维食品摄入较少。

过于精细的食物，如用精面制作的面包，其中的高纤维在加工中已被去除，营养也不全面。

误区四：饮食缺钙。

一味追求苗条，忽视了钙质的摄入，从而容易患骨质疏松症，也会在一定程度上影响乳汁中的钙含量。

误区五：认为鸡肉比牛肉脂肪低。

去皮的鸡汤脂肪低，但鸡翅中胆固醇含量很高。

（二）进行适量的产后健身运动

分娩后，每天做些和缓的运动，坚持3个月（最慢6个月）体形基本可恢复正常，尽管腹部的肌肉这时还不能像以前那样紧实。

从产后第一天起就可以开始适量运动了。产妇需要把运动和营养有机地结合起来。首先要慢慢调整状态，如在运动中感到疼痛或疲劳，就一定要停下来。最好是运动量小但能经常坚持。

1. 产后健身的注意事项

属于下列情况的产妇不宜做体操运动：

（1）体虚，发热者。

（2）血压持续升高者。

（3）有较严重的心、肝、肺、肾疾病者。

（4）贫血及有其他产后并发症者。

（5）做剖宫产手术者。

（6）会阴严重撕裂者。

（7）产褥感染者。

顺产的产妇一周后，可在床上进行产后恢复体形体操锻炼，如果产妇做了剖宫产手术，可以从产后的第二周开始轻微地活动。

2. 产后健身运动的原则

产后体操通常分为两个阶段：第一阶段是在产褥期，产妇身体还没有完全恢复的情况下，适合做一些轻微的运动，且运动量不宜过大。运动的目的是锻炼盆底肌肉，训练主要有腹肌运动、腿部肌肉运动、胸部运动等。这期间的运动以在床上完成为主。第二阶段是在产褥期结束后，产妇身体状况基本恢复，可以视情况逐渐增加运动量。运动的目的是全身肌肉力量的恢复训练，并加强腹部和盆底肌肉锻炼。总之，产后运动要遵循以下几个原则：

（1）量力而行，循序渐进，以不累不痛为原则，不要急于求成，因而运动量可以让产妇自己适度掌握。

（2）产后运动时间逐渐增加，动作从简单到复杂，运动量由小到大。

（3）每餐不要吃得太饱，饭后 1 个小时进行运动，运动后注意补充水分。

（4）产后关节松弛，应该注意保护，尽量不做单脚用力的动作，如跳跃等。

（5）如果运动中发现出血量增多，应立即停止运动。

（6）鼓励产妇持之以恒，贵在坚持。

3. 产褥期健身计划

产后第 1 天

脚踝运动：产妇平躺于床上，后脚跟贴床，伸长脚尖，两脚底对碰。

呼吸运动：平躺，全身放松，膝盖弯曲，用腹肌力量从鼻子深呼吸，以口缓缓吐气。

手指的运动：伸直手臂，握拳，然后把手尽量张开。一日可做 10 次。

会阴收缩运动：可以从产后第一天开始做。仰卧或侧卧，吸气，紧缩阴道周围及肛门肌肉，闭气，持续 1~3 秒再慢慢放松吐气，重复 5 次。

产后第 2 天

腹直肌分离矫正：同呼吸运动，吐气时将头抬高，但不可抬肩，同时用交握的双手将腹直肌向中线推挤，吸气时恢复原姿势，并松弛腹部，不能把肩抬高。

膝胸卧式：仰卧床上，两手平放肩侧，以两手、小臂和双脚支托身体重量，将臀翘起，离开床面，身体后移，仅胸部和双脚着床，保持 10 秒，然后身体重心前移恢复平卧。

产后第 3 天

骨盆摇摆：平躺，稍稍弓起背部，使骨盆腔向上悬起并左右摇摆。可矫正脊柱前弯及下背痛。

颈部运动：平躺，四肢伸直，将头抬起前屈，使下颌贴近胸部，再将头慢慢放下。

举落手臂运动：坐在床上，双臂交替上举、下落。该项运动主要为刺激胸肌，使母乳流淌通畅，同时上半身的肌肉也能得到恢复。

产后第 4 天

胸部运动：仰卧床上，身体及腿伸直，慢吸气，扩大胸部，收下腹肌，背部紧压床面保持一会儿，然后放松，重复5~10次。每天坚持可以帮助胸部肌肉收缩，预防乳房下垂。

产后第5天至第6天

腿部运动：平躺在床上，轮流抬高双腿与身体成直角，待产后体力稍有恢复时，可同时抬起双腿，重复5~10次。每天坚持能够帮助腿部及会阴部肌肉收缩。

产后第7天至第9天

乳房运动：两臂左右平伸，然后上举至两掌相遇，保持手臂伸直，停止数秒后再回到左右平伸，重新开始，每日10次。可以帮助乳房肌肉收缩并使其富有弹性，防止乳房下垂。

凯格尔运动：刚开始练习时，可以仰卧在床上，身体放松，专注于提肛收缩的动作。特别注意双腿、双臀、腹肌不能用力；体会骨盆底肌的收缩动作，将收缩的动作专注在阴道、尿道上，持续重复一缩一放的动作。每天做骨盆底肌运动1~2次，每次10分钟。当练习持续6~8周时，不但阴道肌肉会呈现较为紧绷的状态，阴道的敏感度也会有所增强。等到熟练之后，做此运动可以随时随地进行，坐、站或是躺着都可以。

产后第10天至第11天

臀部运动：平躺在床上，将双腿屈起，慢慢地将臀部向上抬离床面，以脚跟及肩部支撑片刻，然后慢慢地放下还原，重复10次。能够帮助臀部肌肉收缩。

产后第12天至第14天

阴道骨盆底肌肉收缩：仰卧床上，双手放平，双膝弯曲使膝与床呈现直角，且双腿微微分开，将臀部抬高，离开床面，以肩膀、脚跟支撑身体重量，双膝靠拢，同时收缩阴道骨盆底，保持姿势1~2分钟。能促进子宫恢复、骨盆底肌肉收缩，恢复尿道口、阴道口肌肉弹性，并使骨盆恢复支撑泌尿器官的作用，可预防子宫异位、脱垂、后屈等情形的发生，同时，还可减少会阴部淤血及不适。每日可重复多次。

产后第15天

臀部运动：平躺在床上，右膝屈起，使足部尽量贴近臀部，然后再伸直放回原位，左右两腿交替动作。每日10次即可。可以帮助臀部肌肉收缩。

腹部运动：平躺在床上，两手交叉于胸前，慢慢坐起，同时保持双腿并拢，待体力完全恢复后，双手可放置在头后再坐起，似仰卧起坐的动作，重复数次，每日 2 次。能够帮助腹部肌肉收缩。

4. 产后康复操

（1）注意事项

经过 1 个月左右的休养，产妇的各项身体机能已基本恢复，这时就可以选择动作难度和强度都有所加强的康复操了。

运动时要排空膀胱，饭前饭后 1 小时内不宜做操。地点要选择硬板床或木地板，注意保持室内空气流通。产妇要穿宽松或弹性好的衣裤。

运动后及时让产妇补充水分。产后健身要循序渐进，所有运动都要缓慢进行以增加耐力，可以根据产妇的情况而选择，原则上还是要以不感到疲惫为度，以免因运动过度而引起子宫下垂，损害健康。待身体完全恢复后，可以让产妇选择自己喜欢的运动。

产前有运动习惯者，在产后休养过后便可继续自己喜欢的运动。如果平常没有运动习惯者，建议可以先从较静态的柔软操或是走路之类较温和的运动开始，像有氧舞蹈这类较为激烈的运动，一次的量不宜过大，以免身体一时负荷不了，产生不良反应。

另外，对于喜爱游泳的产妇，要事先请教医师阴道的伤口是否已痊愈，最好产后 3 个月内不要游泳，以免下水后感染。

（2）操作方法

仰卧抬臀：让产妇屈膝仰卧，两腿外展，两脚掌相对，向上抬臀，收缩骨盆底肌。10 次为一组。

弓背挺胸：让产妇跪立，两手撑地，收腹弓背，低头收缩骨盆底肌，再抬头挺胸塌腰，反复 10 次。

跪坐直起：让产妇跪坐在脚跟上，上身挺直，收缩臀肌和骨盆底肌，然后再坐下，反复 10 次。

腰部环绕：让产妇两腿分开站立，上体在双手的带动下分别沿顺时针和逆时针方向做环绕运动，幅度越大越好。

直立踢腿：让产妇叉腰，两腿分别向前、向侧、向后踢腿，反复 10 次。

注意事项：以上动作，产妇生产后 30 天左右就可以试着练习，动作可由少到多，幅度由小到大，具体视产妇自身体力情况而定。

思考与练习

1. 护理师应为产妇出院做哪些准备?
2. 护理师在产妇生活环境方面应该注意哪些问题?
3. 简述产褥期护理的重要性。
4. 产褥期有哪些需要注意的事项?
5. 护理师应如何协助产妇做好产褥期的个人卫生?
6. 产妇应如何进行产后恢复?
7. 如何保证产妇月子期间的营养?
8. 产妇应如何进行产后锻炼?

第八章 母乳喂养

本章学习目标

1. 了解乳房的结构，了解乳汁的分泌原理。
2. 正确认识母乳喂养的好处。
3. 掌握母乳喂养的正确方法。
4. 掌握母乳喂养常见问题的处理方法。

第一节　乳房的结构

女性乳房位于胸肌筋膜及胸大肌的深、浅层之间，成年后呈半球形，中央突出的部分叫乳头，乳头周围皮肤颜色较深，称为乳晕（图 8-1）。乳房主要由腺体、导管、脂肪组织和纤维组织等构成。其内部结构犹如一棵倒着生长的小树（图 8-2）。

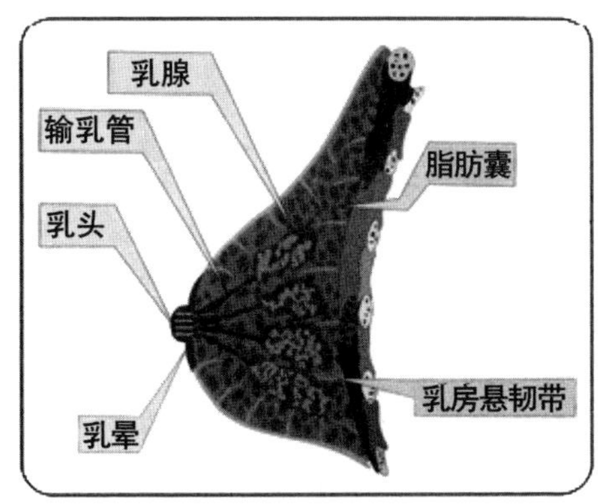

图 8-1　乳房的各组成部分

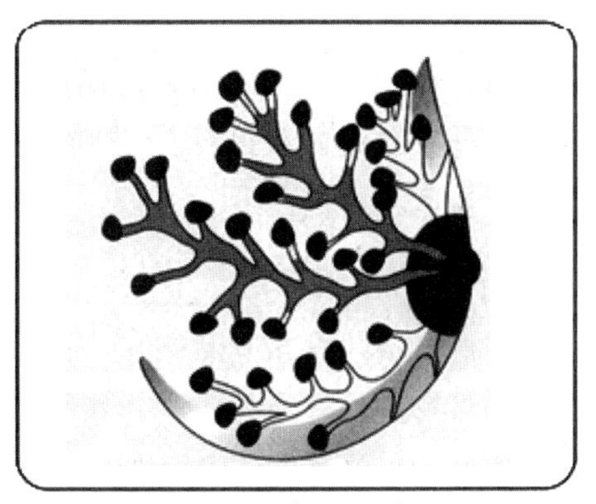

图 8-2　乳房的内部结构

乳房由润滑的皮肤覆盖着，乳头由乳房中央突出0.5~1.3厘米，由大量敏感、勃起的组织构成，表面有15~20个乳汁管道的开口。

乳房腺体由15~20个腺叶组成，每一个腺叶分成若干个腺小叶，每一个腺小叶又由10~100个腺泡组成。这些腺泡紧密地排列在小乳管周围，腺泡的开口与小乳管相连。多个小乳管汇集成小叶间乳管，多个小叶间乳管再进一步汇集成一根整个腺叶的乳腺导管，又名输乳管。乳汁管道有15~20个，以乳头为中心呈放射状排列，汇集于乳晕，开口于乳头，称为输乳孔。

成年女子乳房的组织结构在妊娠期、授乳期及绝经期都有不同的变化。在妊娠期和授乳期，体积增大，乳腺增多，结缔组织减少。至妊娠后期，腺细胞开始有分泌作用。断奶后，腺组织逐渐萎缩，结缔组织和脂肪组织逐渐增生。绝经期后乳腺萎缩，腺泡退化。乳腺表面包有浅筋膜，由筋膜发出许多纤维隔至腺组织间，在输乳管及腺组织周围形成纤维束即乳房悬韧带，与皮肤和胸肌筋膜相连。

第二节　泌乳及开奶

一、乳汁的形成

乳汁由腺泡细胞分泌。当腺泡细胞受到激素刺激时，会收缩并将乳汁推进小导管内并流到下面更大的输乳管内。这些输乳管位于乳头和乳晕下方且变宽，以收集乳汁。这些变宽的输乳管称为乳窦或输乳窦。在婴儿的牙龈往下挤压乳晕和乳头时，其实是通过挤压输乳窦，将乳汁挤进婴儿的口中。乳头组织向外凸出且受到刺激时会变得很硬，这使乳头更具弹性，更易于使婴儿含在口中。

（一）激素的作用

激素在母乳喂养中扮演着关键的角色。在怀孕期间，雌激素会增加以刺激小导管生长，另外，黄体素的增加也会促使腺泡和腺叶变大。生产后雌激素浓度下降并在纯母乳喂养的前几个月内保持最低水平。

催乳素也称为“母体激素”，是另外一种在怀孕期间会增加和促进乳房

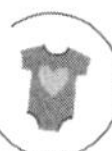

组织生长的激素。在母乳喂养期间，随着乳头受到刺激，催乳素浓度也会上升。在母乳喂养时，在催乳素从大脑释放到母体的血液中时，腺泡细胞会通过产生乳汁以回应。

催产素也是一种重要的激素，此为出乳或喷乳反射所必需的激素。它会刺激腺泡细胞收缩，将乳汁挤压到输乳管内。在生产时及生产后，催产素还会收缩子宫肌肉，这有助于子宫恢复到它原来的大小，减少女性产后出血的可能性。催乳素和催产素的释放是母体产生需要与婴儿在一起之强烈感觉的原因，所以，使用各种吸奶器吸奶，或由丈夫、保姆用嘴代吮吸，均无法替代婴儿吮吸所产生的促催乳素分泌效应。

孕激素的浓度在即将分娩之前达到最高点，一旦分娩，孕激素就完成了使命，而催乳素的浓度则马上增加，开始为哺乳做准备。当婴儿在出生后开始吮吸母亲的乳头，母体内的催乳素才会获得反馈，之后浓度逐渐升高，同时开始源源不断地分泌乳汁。正常情况下，如果能够做到尽早哺乳、按需哺乳，每一位母亲都能分泌足够的母乳，满足婴儿最初 6 个月的纯母乳喂养需要。从理论上讲，母亲的一对乳房原本能够分泌足量的母乳哺喂一对双胞胎。

（二）乳汁的种类

婴儿出生后，产妇体内雌激素降低，在催乳素和催产素的作用下产生乳汁。哺乳期，产妇所产生的乳汁分为两种。

1. 初乳

产妇产后 2~3 天内分泌的乳汁称为初乳。初乳对婴儿的健康起着至关重要的作用。初乳为黄色、黏稠状。产后 1~2 天初乳量少且稀，抗体含量高，2~3 天时分泌量增多。与成熟乳相比，初乳中含有较少的脂肪和较多的蛋白质。

初乳蛋白质中含有大量免疫物质，如分泌性免疫球蛋白 A（简称 SIgA）、溶菌酶、乳铁蛋白、双歧因子等，其中 SIgA 进入婴儿肠道后不会被吸收和分解，像膜一样覆盖在婴儿的消化器官黏膜表面，保持高度活性，防止细菌和病毒的侵入。出生后的 6~12 周，婴儿的呼吸器官和消化器官的黏膜自身还不能制造出 SIgA，这段时间婴儿只有依靠初乳中的 SIgA 防止细菌和病毒感染。此外，溶菌酶、乳铁蛋白、双歧因子等也通过分解致病菌、与病原体竞争铁、抑制病原体生长等机制保护婴儿免受感染。初乳还可帮助胎便和胆红素排出，减轻新生儿黄疸。故应尽量让婴儿吃到宝贵的初乳。

2. 成熟乳

产后14天后所分泌的乳汁被称为成熟乳，要到30天左右成分才逐渐稳定，尤其是蛋白质会维持在一个相当恒定的水平。成熟乳中的蛋白质含量虽较初乳要少，但因各种蛋白质成分比例适当，脂肪和碳水化合物以及维生素、微量元素丰富，并含有帮助消化的酶类和免疫物质而优于其他乳类。成熟乳中含有适合婴儿吸收的各种元素，如钙、磷、铁等，是动物乳所不能比拟的。

二、乳汁的分泌

（一）影响母乳分泌的因素

母乳分泌量的多少受许多因素影响，主要包括以下几个方面。

1. 产妇的营养状况

产妇营养良好，热量充足，各种营养素及水分充足，其乳汁的分泌质量就高，且数量也多；反之，则质量低且量也少。

2. 产妇的精神状况

产妇的精神状况对乳汁的分泌量有一定影响，如焦急、悲伤、紧张不安都可使乳汁突然减少。因此，产妇应该有一个宁静、愉快的生活环境。

3. 产妇的健康状况

产妇要有充分的休息，保证睡眠。过度的疲劳和睡眠不足，会使乳汁分泌减少。产妇生病也会使乳汁减少，使乳房内乳汁淤积，从而抑制乳汁分泌。

产妇分娩后，应安排母婴同室，婴儿醒了饿了随时喂，以促使乳汁分泌。

（二）母乳不足的解决方法

1. 调整心理，树立信心，让产妇相信自己有能力哺喂婴儿，还要放松自己，休息好，心情愉快可促进催乳素的分泌。另外，应多与婴儿接触，婴儿的皮肤、动作、表情和气味都是催乳素分泌的促进剂。

2. 指导产妇掌握正确的哺乳方法，早哺乳，多吸吮，鼓励母婴同室，按需喂奶，还应适当延长每侧乳房的喂奶时间。

3. 调整产妇膳食结构。首先保证水的摄入，多喝汤水等，以增加乳汁分泌。可利用食疗方，如鲫鱼汤、猪蹄花生米炖汤、酒酿鸡蛋、老公鸡汤。

4. 用中医手法催乳。按摩刺激相关穴位，疏通乳腺管道，增加乳汁分泌。

三、开奶

分娩后第一次哺乳前，高级母婴护理师应帮助产妇将乳房、乳头用温和肥皂水及温开水洗净，以后每次哺乳前均用温开水擦洗乳房及乳头，并柔和地按摩乳房，刺激泌乳反射。哺乳时应让婴儿吸空乳房，如乳汁充足婴儿吸不完，应用吸奶器将剩余的乳汁吸出，以免乳汁淤积影响乳汁分泌，并预防乳腺管阻塞及两侧乳房大小不一等情况。如吸吮不成功，护理人员应指导产妇挤出乳汁喂养。哺乳期使用棉质乳罩，大小适中，避免过松或过紧。

（一）早吸吮、勤吸吮，饿了就喂

新生儿出生后 30 分钟内应让其吸吮乳房，即使开始 2～3 天甚至 1 周没有乳汁分泌，也应每天让新生儿吸吮 8～12 次。产后 2 周是建立母乳喂养的关键期，此时乳晕的传入神经很敏感，易于建立诱导催乳素分泌的条件反射。

下奶后只要新生儿饿了，产妇就应哺喂。如果孩子长时间睡眠，应隔 2～3 小时叫醒孩子进行喂养。新生儿白天至少每 3 小时喂 1 次，夜里至少喂 2～3次。

（二）鼓励母子间皮肤早接触、多接触

新生儿出生后第一个小时内应将其赤身抱在产妇怀里，与产妇亲密接触，以建立母子感情，为下奶做准备。

（三）指导产妇采取正确的哺乳姿势

让产妇坐在有靠背的椅子上，哺乳侧的脚踩在 20 厘米左右高的矮凳上，抬高该侧大腿，使婴儿的头靠近产妇乳房。婴儿的胸贴着产妇的胸，婴儿的脸颊贴着乳房。婴儿的身体侧向产妇，避免只是头转向产妇的身体姿势；产妇拇指和其余四指分别放在乳房上方和下方，托起乳房。用乳头

轻碰婴儿下嘴唇或腮部，当婴儿口张大、舌向下时，将乳头和乳晕送入婴儿口中，使乳头深入口腔后部。婴儿在吸吮时能充分挤压乳晕下的乳窦，便于乳汁排出，同时也有效刺激了乳头内的神经末梢，从而促进泌乳和排乳反射，进一步增加乳汁分泌。产妇也可采取侧卧位喂养，但应注意防止产妇在喂奶过程中因睡着而压在孩子身上，导致婴儿窒息。

（四）吸空乳房

应让婴儿吃空一侧乳房后，再吃另一侧，下次吃奶时应先喂另一侧乳房，这样利于两侧乳房都能排空和分泌充足的乳汁。

（五）挤奶的方式

1. 用手挤奶

先用柔软的布或毛巾热敷产妇的乳房，这样可促进乳汁分泌。然后，用拇指和食指轻轻地、有节奏地绕着乳晕挤压，直到乳汁分泌或喷射出来。要不断地重复这一过程，直到乳房松软。用手挤奶的时间要比用吸奶器长一些。

2. 用吸奶器吸奶

市场上有各种各样的吸奶器可供选择，手动的和电动的都有，非常方便。无论选择哪一种，在给产妇挤奶之前都要洗净手和指甲，并用柔软洁净的棉布热敷乳房，这样不仅可以刺激乳汁的分泌，而且也卫生。给产妇挤奶的时候，如果让产妇看着婴儿，挤奶会更加顺利。

第三节　母乳喂养的好处

母乳营养成分齐全，比例合适，含有各种消化酶及抗体，可提高新生儿的抵抗力，使新生儿少生病。母乳最新鲜，最清洁、卫生，最经济，且喂养简便，并能消耗产妇在孕期积蓄的脂肪，以防产后发胖。母乳喂养具体有以下好处。

一、母乳喂养对婴儿的好处

（一）天然营养食品

母乳是婴儿最理想的天然营养食品，有利于婴儿健康。母乳含有 0~6

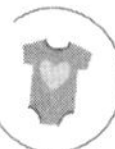

个月婴儿生长发育所必需的全部营养成分和热能，如蛋白质、不饱和脂肪酸、糖类（碳水化合物）和各种无机盐，对促进婴儿生长最有利。

（二）增加免疫力

母乳中含有帮助消化的酶，以及可以增加婴儿抵抗力并防御感染的抗体、补体、溶菌酶、吞噬细胞等成分。

（三）适合婴儿不同阶段生长发育的需要

母乳的质和量随着婴儿的生长发育而发生相应变化，以便适应其需要。婴儿出生 3 天内母亲所分泌的淡黄色乳汁为初乳，含有浓度较高的多种免疫球蛋白，以及维生素 A、维生素 E 等，而脂肪、乳糖及热量都较少，适合新生儿的消化能力和营养需要。婴儿出生 1 周后，产妇分泌的过渡乳成分开始发生变化，蛋白质含量略有下降，免疫球蛋白也逐渐减少，脂肪、乳糖和热能相对增加，泌乳量随着婴儿食量的增加逐渐增多。婴儿出生 14 天后，产妇分泌的乳汁叫成熟乳，成熟乳中各种营养成分与此时婴儿的生理需要相吻合。

（四）促进婴儿大脑发育

母乳中含牛磺酸，其有促进大脑发育的重要作用。牛磺酸不仅有助于人体大脑神经细胞的增生，还可促进神经元的分化和成熟，对神经网络及其突触的形成也具有重要作用。

（五）卫生、喂养方便

母乳直接被婴儿食用，污染机会少，比较卫生。随时可喂，又比较方便。母乳的温度适宜、浓度恰当，适合于婴儿，免去了很多人工喂养的麻烦。

二、母乳喂养对产妇的好处

（一）有助于子宫复原

分娩后几分钟之内让新生儿吸吮乳头会促使子宫收缩，减少出血。婴儿的吸吮动作可以刺激催产素的分泌，促进子宫恢复到孕前的大小。哺乳产妇的子宫复原比不哺乳的产妇更加迅速、彻底。

（二）有助于体形恢复

怀孕期间产妇身体积蓄的脂肪，是大自然为产后哺乳而储存的“燃料”。哺乳会消耗产妇体内额外的卡路里，不用节食就能达到减肥目的。正如母乳让婴儿得到健康成长，婴儿也同时帮助产妇恢复体形。而且，哺乳并不会改变乳房的形状，有些改变是孕期形成的。另外，乳房形状的改变与年龄也有较大关系。

（三）避免一些疾病的侵扰

多种研究表明，产妇哪怕仅仅哺乳几个月，患乳腺癌的概率也会大大低于从未哺乳的妇女。与从未哺乳的妇女相比，哺乳期超过25个月的产妇患乳腺癌的概率要减少1/3。哺乳还可帮助产妇预防卵巢癌、尿路感染和骨质疏松症等。

（四）喂养方便

婴儿的心理特点之一是，一旦有需求，就必须马上得到满足。饿时马上吃到香甜的母乳，会让婴儿更好地和母亲建立起信任感。喂母乳既能省却准备奶粉的麻烦，也能够免除因婴儿的哭声而引起产妇的内疚与焦虑。特别是在夜间，喂母乳能够让全家人都睡得更安稳。尤其方便的是在旅途中，不必担心开水供应、奶瓶消毒、喂奶用具的清洁等问题。

（五）心情愉快

母乳中含有一种天然促进睡眠的蛋白质，能让婴儿安然入睡；而婴儿的吸吮动作也会使产妇体内分泌有助于放松的激素。哺乳同时又是一件让产妇感到愉快的事情，母爱随着乳汁输送进婴儿口中，婴儿的脸蛋变得光泽红润，产妇的心里也会生起难以比拟的自豪感。产妇通过哺乳，能更加细致地了解自己的身体，也更加深刻地享受自己的女性角色。

三、母乳喂养可加强产妇和婴儿的情感联系

虽然母乳是婴儿重要的食品，并且可以保护婴儿不受病菌的侵袭，但是母乳喂养却远远不止一种喂养手段。母乳喂养是妈妈理解和满足婴儿需求的最自然最有效的途径。一位有经验的妈妈说：“喂奶是学习当一个好妈妈的自学工具。”

首先，哺乳的妈妈在生理上不同于不哺乳的妈妈。哺乳的妈妈体内旺盛的激素——催乳素和催产素，激发她们产生更加强烈的母爱。已故的美国行为学教授耐尔斯·牛顿曾经深入研究催产素，并称之为“母爱激素”。他发现催产素的分泌是一种条件反射，哺乳的妈妈不仅在婴儿直接吸吮乳

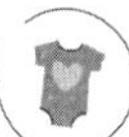

头时分泌催产素，而且在接触到与哺乳有关的熟悉景象、声音和活动时，体内也会自动分泌催产素。

其次，哺乳时母子身体之间的亲密接触与交流，使得妈妈和婴儿在身心两方面合二为一，在婴儿的需求得到满足的同时，妈妈对爱抚和关怀的需求也得到了满足。哺乳的妈妈对婴儿需求的反应更加直觉。婴儿饥饿和焦虑的信号会引起妈妈体内的生理反应（泌乳），使其产生要抱起婴儿喂奶的冲动，这种及时的反应会给母子带来温馨的感觉。妈妈通过喂奶，会更加深刻细致地了解婴儿的性格和需要，也更加充分地掌握成功养育婴儿的诀窍。

尽管母乳喂养看上去是妈妈付出巨大的精力与时间，其实这些付出在哺乳的当时、在婴儿成长过程中，甚至在久远的未来，无论是婴儿还是妈妈都会得到难以估量的回报。

第四节　哺乳指导

一、母乳喂养成功的关键

最少6个月的母乳喂养，已渐渐成为现代产妇耳熟能详的育儿常识，但是真正能达到这个目标的，统计结果却并不理想。除去因特殊原因主动放弃之外，很多产妇的确是没有足够的奶来喂养婴儿。分析这些缺奶的情况，绝大部分并不是因为产妇的生理功能无法实现正常哺乳，而是由于一些错误的做法造成产妇缺奶。要实现成功的母乳喂养，必须注意以下几个关键点。

（一）“三早”：早喂养，早吮吸，早接触

分娩后的前几天，产妇因为身体虚弱或者产伤、剖宫产后的疼痛，或者母婴被隔离，没有及时开始喂奶。而分娩后胎盘脱出，催乳素就开始分泌，如果在一段时间内乳房没有获得吸吮的良性刺激，催乳素的分泌就会慢慢下降，随之乳汁的分泌就会减少。

（二）按需喂养

新生儿哺乳应按需进行，没有时间和次数限定。要掌握正确的喂奶方

法，开始喂奶时间隔要短。母乳分泌有一个过程，一般量由少到多。为了能让新生儿吃到更多的初乳，刚开始喂奶的时候产妇不宜严格限制新生儿吸食的时间和量，最好根据其需要喂养。随着时间的推移，产妇再渐渐摸索婴儿的吸食规律。

（三）不要在下奶未畅时让产妇饮用过多汤类

在泌乳“机器”没有充分启动以前，很多产妇会在亲人的关心下，短时间内喝下很多猪蹄汤、鲫鱼汤、鸡汤等下奶的补汤。过量的营养物质和胶原蛋白的摄入，会使乳汁在乳管内变得浓稠难以流动，不但不容易及时排空，阻碍新生的乳汁，而且停滞的乳汁很容易感染细菌，造成急性乳腺炎。

（四）喂奶后要让产妇及时排空余奶

有的产妇认为奶水存在乳房里，婴儿这次吃不完还可以下次吃，这是一种错误的观念。乳房的功能不像库房而更像厂房，就像大量产品堆在厂房里只会影响生产一样。乳房是个非常精妙的供需器官，婴儿吸吮得越多，就是需要得越多，乳汁分泌得也就越多。排空乳房的动作类似于婴儿的吸吮刺激，可促使乳汁分泌。每次充分哺乳后应挤净乳房内的余奶，充分排空乳房，会有效刺激更多乳汁的分泌。

（五）不要过早地混合喂养

有些产妇总担心婴儿吃不饱，“婴儿总哭闹，是不是奶不够”“怎么好像吃不着了还要吃呢”。于是性急的产妇往往采取了混合喂养，而婴儿一旦习惯了奶瓶，就逐渐不愿意再吃产妇的奶，缺少吸吮的乳房很快就会减少乳汁的分泌。所以，高级母婴护理师应尽量避免这种情况的发生。

（六）树立母乳喂养的信心

母乳喂养最大的障碍，不是年龄，不是机体差异，更不可能是外界阻力，而是来自产妇内心的沮丧或脆弱。产妇的信心和坚忍，才是乳汁源源不断的根源。

（七）做好乳房的护理

做好孕期和产后乳房保健工作，对保持母乳喂养也很重要，如果在哺乳过程中出现了诸如乳头皲裂等情况而不能继续喂养，时间长了乳汁的分

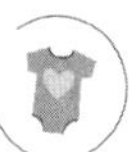

泌量也会慢慢变少。所以，在喂奶前或挤奶前护理师应用湿热毛巾敷乳房，以利于婴儿吸吮或者挤奶。有条件的，要给产妇做些按摩和抚触，以保持乳房健康。切勿用酒精、肥皂等为乳头“消毒”。

二、哺乳的正确姿势

母乳喂养姿势

（一）哺喂姿势应掌握的原则

1. 产妇体位舒适

可采取不同姿势，重要的是产妇应心情愉快，体位舒适，全身肌肉放松，有益于乳汁排出。

2. 母婴紧密相贴

无论怎样抱婴儿，喂哺时婴儿的身体与产妇的身体应相贴，婴儿的头与双肩朝向乳房，嘴处于乳头相同水平的位置。

3. 防止婴儿鼻部受压

喂哺全过程应保持婴儿的头和颈略微伸展，以免鼻部压入乳房而影响呼吸，但也要防止婴儿头部与颈部过度伸展，造成吞咽困难。

4. 产妇手部姿势正确

应将拇指和其余四指及手掌分别放在乳头上方、下方，托起整个乳房哺乳，除非在奶流过急、婴儿有呛奶时，避免夹托乳房。因为这种手势会反方向推乳腺组织，阻碍婴儿将大部分乳晕含入口中，不利于充分挤压乳窦内的乳汁。

（二）母乳喂养的正确姿势图解

对于产后前几周的哺乳，可以采用两种姿势：握头交叉环抱式和橄榄球式（握头腋下挽抱式）。当产妇对哺乳适应了，还可以采用扶腰臀抱篮式或者扶腰臀侧卧式的哺乳姿势。要正确选择好母乳喂养姿势，主要靠反复的尝试和练习。

1. 握头交叉环抱式（图 8-3）

用手掌握住婴儿的头枕部，婴儿面朝哺乳侧乳房，小嘴正对乳头，如果产妇用右侧乳房哺乳就用左手从下侧握住婴儿的头枕部。产妇手腕放在婴儿的两肩胛之间，大拇指和其余四指张开分别贴放在头部两侧的耳后。同时将右手拇指和其余四指分别张开呈“八”字形贴于右乳房外侧使其呈圆锥样向前挺，大拇指放在乳头、乳晕外上方婴儿鼻尖接近乳房皮肤的部位，食指则放在乳头、乳晕内下方婴儿下巴接近乳房皮肤的区域。轻压乳房使其形状利于和婴儿嘴部紧密相贴，然后就准备让婴儿的嘴与乳头乳晕正确地衔接。

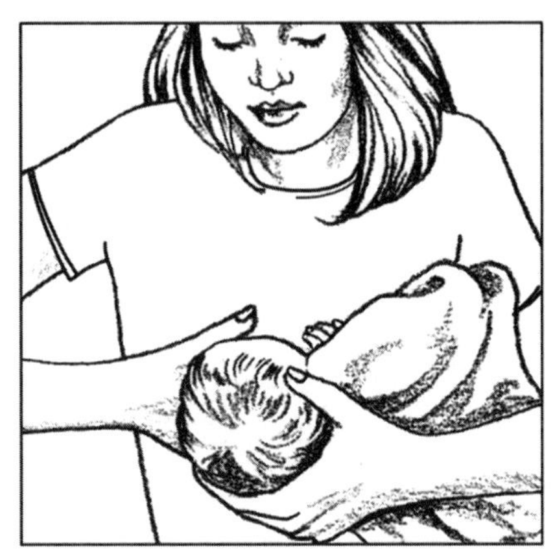

图 8-3 握头交叉环抱式

2. 橄榄球式或握头腋下挽抱式（图 8-4）

这种哺乳姿势特别适合剖宫产的产妇，可以避免婴儿压迫腹部手术切口，以及乳房很大、婴儿太小、早产儿或者哺育双胎的产妇选择使用。就像在腋下夹持一个橄榄球那样，用上肢夹持婴儿双腿位于身侧腋下。若用右侧乳房哺乳则用右臂，婴儿上身呈半坐卧位姿势正对产妇胸前。用枕头适当垫高婴儿达乳头水平。用右手掌托于婴儿头枕部负重，左手像交叉握头环抱式那样以拇指和其余四指张开呈“八”字形贴于右侧乳头乳晕的上、下方使其呈圆锥样向前挺。

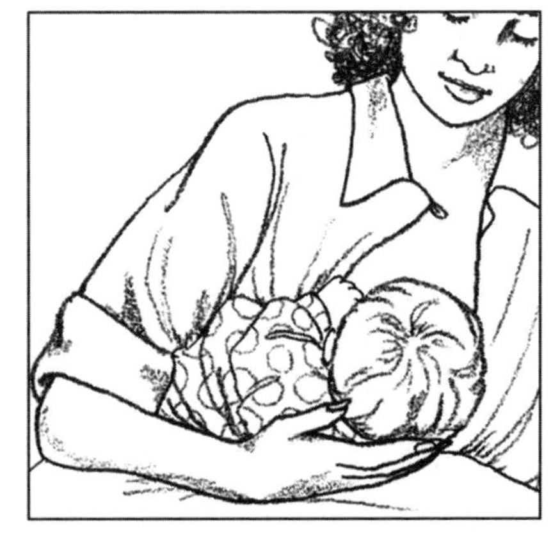

图 8-4 橄榄球式（握头腋下挽抱式）

3. 扶腰臀抱篮式（图 8-5）

这是传统的哺乳姿势，让婴儿的头部倚靠在产妇搂抱侧上肢屈曲的肘窝内，同侧手指搂住婴儿的腰臀或大腿上部。婴儿侧卧，如果以右侧乳房哺乳，就是婴儿的左侧肢体夹在产妇臂下。像交叉环抱式那样用产妇的左手指（用右乳哺乳时）呈“八”字形扶托右侧乳房。

4. 扶腰臀侧卧式（图 8-6）

这种姿势是午夜或者需要休息时哺乳的最佳选择，如果产妇喜欢选择这种休息方式，就会经常采用。身体侧卧，用枕头垫在头下。婴儿侧身与母亲正面相对，母婴腹部相贴。维持婴儿嘴与乳头处在同一平面。为了保证母婴紧密相贴，还要用一个小枕头垫在婴儿后背部。

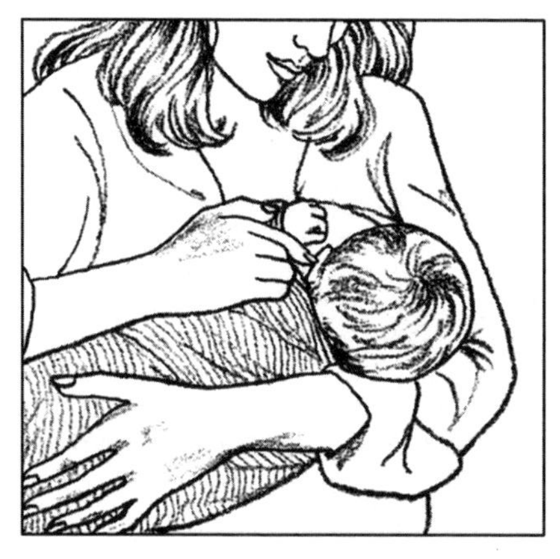

图 8-5　扶腰臀抱篮式

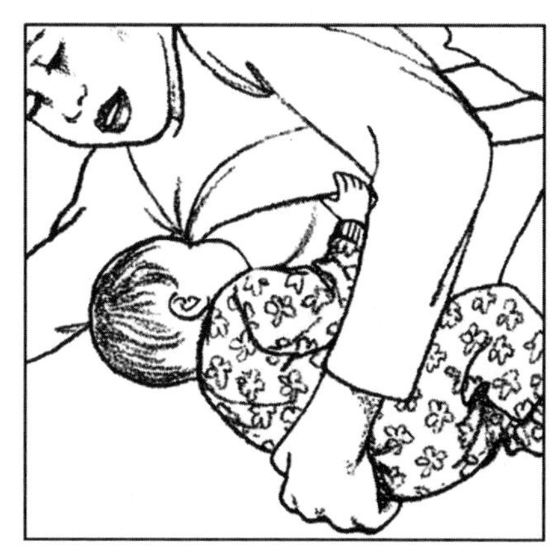

图 8-6　扶腰臀侧卧式

（三）正确的嘴乳衔接

要保证母乳喂养顺利，产妇还必须学习掌握正确的母乳喂养技巧——正确的嘴乳衔接方法。有些母婴哺乳很顺利，而有些母婴则需要经历许多次实践练习。

1. 使婴儿头部转向乳头

如果婴儿把头移开了，产妇应用手轻轻地抚握其颊部，使婴儿头部靠近产妇乳房。本能的吸吮反射会使其将头部转向乳头。不要挤压婴儿双颊使其张开嘴，这样会使婴儿产生吸吮方向错觉甚至引起黏膜损伤。一旦婴儿领会了正确的嘴乳衔接技巧，有时母乳的气味也能引导其将头转向产妇的乳头。

2. 用乳头抚弄婴儿的嘴唇

当母婴都处在感觉舒适的体位时，产妇就可以用乳头轻轻抚弄婴儿的嘴唇，等婴儿的嘴完全张开——就像打呵欠那样大大地张开为止。有些母乳喂养专家建议直接用乳头对准婴儿鼻子抚摩，然后逐渐向下移到婴儿上唇黏膜，逐步诱导婴儿张大嘴衔接乳头。这样可以避免哺乳时婴儿吸吮自己的下唇。如果婴儿始终不肯张大嘴，那么可以挤点初乳（稍后就是成熟乳了）涂放到婴儿唇部，鼓励婴儿张开嘴衔接乳头。

3. 嘴乳衔接的技巧（图 8–7）

一旦婴儿张大嘴，就把婴儿向产妇靠近。产妇不要将自己的乳房接近婴儿的小嘴，更不要将婴儿的头部推向乳房。正确的方法应该是产妇保持背腰部伸直而将婴儿的头部靠近乳房。产妇不可以将自己的乳头直接塞到婴儿还没有张开的小嘴里。

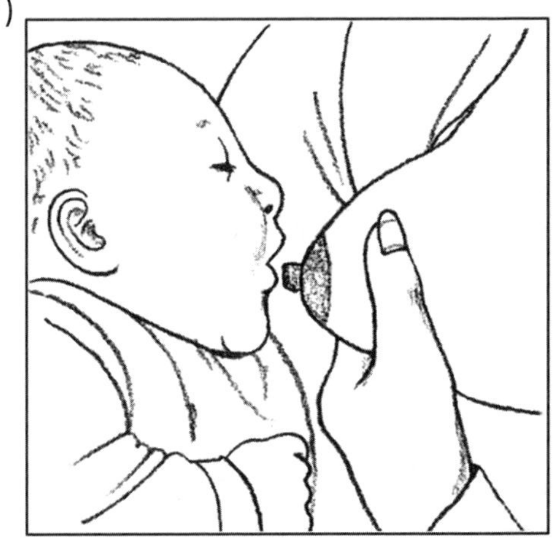

图 8–7　启动嘴乳正确衔接的技巧

为了很好地启动乳房排出母乳，婴儿牙槽突上的龈缘组织应该压向乳晕及其下面的乳窦。仅在乳头上吸吮只能让婴儿挨饿，因为乳窦内贮存的乳汁没有得到挤压和排空会影响乳腺泡细胞的泌乳功能，还会导致乳头疼痛甚至乳头皲裂。同时还要分辨清楚婴儿是不是用嘴贴在非乳头区域就开始全神贯注地吸吮了。婴儿的嘴应完全环绕产妇的乳头和乳晕。

婴儿张大嘴正确衔接乳头前，可能要经过好几次努力。请记住：在婴儿正确衔接乳头吸奶前，产妇要始终坚持用正确的母乳喂养姿势将婴儿抱在乳房前，不能很快就把婴儿抱离乳房。

4. 嘴乳衔接的检查（图 8–8）

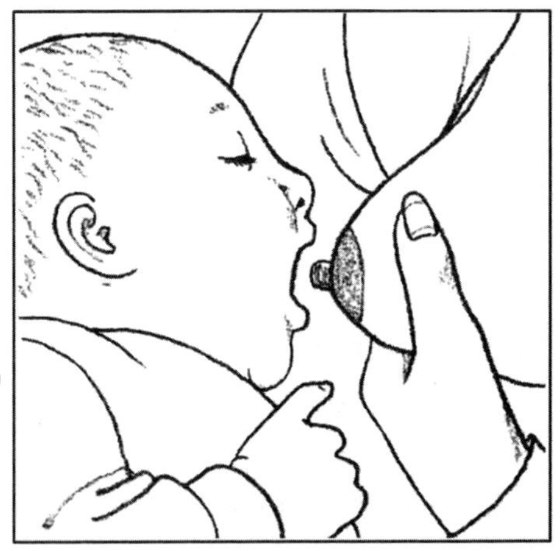

图 8–8　嘴乳衔接：婴儿衔接乳头吸奶

婴儿下巴和鼻子尖接触乳房时就是衔接乳头的正确姿势。只要婴儿吸奶时产妇的乳头有被吸拉向婴儿方向的感觉，就说明上下牙槽突上的龈缘组织正压在乳晕上。婴儿正确衔接乳头的表现应该是嘴唇向外凸出（就像鱼嘴一样）而不是向口腔内回缩。

还要检查婴儿有没有吸吮自己的下唇（新生儿喜欢吸吮任何地方）或者舌头，这是因为母亲的乳头没有按要求放在舌头上面，而是放在舌头下面。产妇牵拉婴儿的下唇就能检查出婴儿是否在吸吮下唇和舌头。如果婴儿吸吮舌头，产妇要用手指终止吸吮，并移开乳头，再重新衔接。如果婴儿正在吸吮下唇就轻轻地把下唇拨开。

吸吮、吸乳虽然只有细微的差别，但对母乳喂养的成功与否却会产生很大影响。要明确婴儿是在正确地吸奶，即从乳房吸取母乳，而不是在无效地吸吮乳头，只是用上下牙槽突上的龈缘组织挤压母亲的乳头而未吸出母乳，产妇就要细心观察婴儿是否有持续强有力的吸奶——吞咽——呼吸的节律性运动。一旦婴儿颊部、下巴、耳部出现节律性的协调动作，随后产妇就能体验到乳汁从乳头流出的感觉并听到婴儿的吞咽声（或者间断的呛咳声），有节奏地连贯出现这些现象就说明婴儿正在吸奶。

如果婴儿衔接乳头的姿势正确，哺乳时乳头是不会疼痛的，当然产妇有乳头皲裂或乳房感染的情况除外。如果产妇授乳时觉得乳头疼痛，很可能是婴儿正在咀嚼乳头。这时就要将婴儿的嘴从乳头移开，再重新让婴儿衔接乳头。如果听到的是与唇部动作一致的吸吮声，说明婴儿衔接乳头的姿势也不正确（图8-9）。

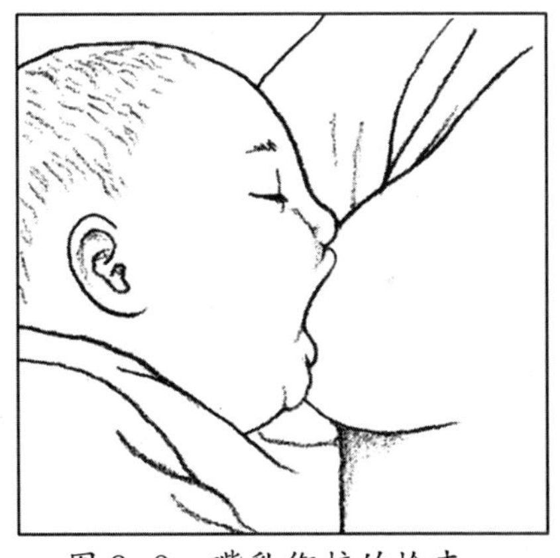

图 8-9　嘴乳衔接的检查

给婴儿留点儿呼吸空间。婴儿衔接乳头后，如果乳房组织阻塞了婴儿的鼻孔，产妇用手指轻轻地向下压迫乳房表面就能让婴儿呼吸畅通。轻轻抬高婴儿也能提供一点儿呼吸空间，但是产妇的这些动作不能让婴儿好不容易才正确衔接好的乳头松开。

5. 终止婴儿吸吮（图 8-10）

如果婴儿吸奶完毕但仍不肯松开衔在乳头上的嘴，唐突拉开会导致乳头损伤。首先应该终止婴儿的吸吮，产妇终止婴儿吸吮的方法就是用手指小心地插入婴儿的口角让少量空气进入，并敏捷地将手指放入上下牙槽突上的龈缘组织之间，直到婴儿松开为止。

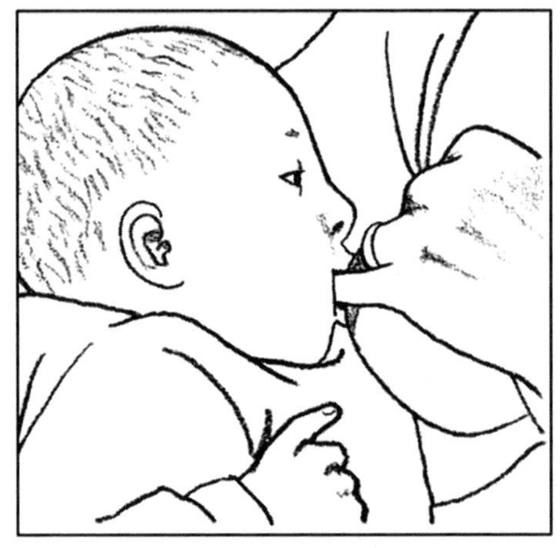

图 8-10 终止婴儿吸吮

第五节 母乳喂养的常见问题

一、婴儿吃奶的常见问题

（一）哺乳的期限

世界卫生组织、国际母乳会等都建议纯母乳应喂至6个月，母乳喂养应至少12个月，最好到2岁。很多调查表明，母乳喂的时间越长，婴儿日后患癌症、脑膜炎、骨质疏松、糖尿病和哮喘等疾病的概率越低。

（二）喂奶的间隔

一般情况下，母乳喂养的新生儿白天每1~2小时就要喂一次，以后延长到每2~3小时喂一次，夜间要喂2~3次。这种吃奶间隔与婴儿胃肠道的生理特点有关。母乳在婴儿胃中需2~3小时排空，夜间睡眠时胃排空时间有所延长。

新生儿出生后几个小时和前几天要多吸吮母乳，以达到促进乳汁分泌的目的，新生儿饥饿时或母亲感到乳房胀时，可随时喂，也叫按需哺乳。

新生儿出生后2~7天内，喂奶次数需频繁，以后通常每日喂8~12次。

（三）两侧乳房均衡喂奶

不要只用一侧乳房，因为长期偏好使用某一侧乳房哺乳将导致该侧乳

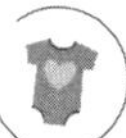

房大于另一侧，不喂奶的一侧乳房泌乳量将明显减少甚至停止泌乳。此外，随着婴儿快速成长，每次需奶量将随之增加，此时一侧乳房的奶将不能满足婴儿的需要，故应维持两侧乳房正常泌乳。

如果婴儿每次只吃一侧乳房，吃奶后能安静睡眠1~3小时，每周体重增长125克以上，说明一侧乳房的奶能够满足该婴儿的营养需要。此时两侧乳房应交替成为第一次吸吮的选择，可将安全别针放在婴儿最后吸吮的乳房上，作为下次首先吸吮的标志。

（四）婴儿嗜睡影响吃奶

如果纯母乳喂养的婴儿超过3小时不吃奶就应该叫醒他，以防其发生低血糖。可用温湿毛巾置于婴儿的前额使孩子睁开眼睛，也可轻轻上下晃动婴儿头部及上身叫醒婴儿。

对于2个月以内的小婴儿如果总是长时间睡眠，几乎每次吃奶都需要叫醒，应及时确认是否为病理性情况。因为患有某些疾病的婴儿也会出现类似表现，同时伴有对刺激反应差、面色苍白或发灰、四肢发凉、呼吸急促、不哭不闹、精神萎靡等症状，此时应及时诊断和治疗原发病。

（五）喂奶时婴儿时吃时停

在出生后前1周，部分产妇只分泌少量的乳汁，此时婴儿吃一会儿停一会儿或吃几口就入睡是正常的，因为婴儿需要用较大力量吸吮才能吸出少量乳汁，所以需要间断休息，而这些乳汁已能满足婴儿的需要，因此，婴儿会满意地入睡。

当产妇奶水分泌增多后，有的婴儿吸吮1分钟就睡着了，或总含着乳头不松口，或含着乳头入睡，但很快醒来就哭闹的，说明没有吃饱。这表示该侧乳房可能已无乳汁而孩子并未吃饱，应及时换吃另一侧乳房。相似的情况也见于衣着过多或包裹过厚的婴儿。

除上述情况外，有少数婴儿总是吃一会儿、休息一会儿，或睡1个小时后再吃，此时不应催促，产妇可以与婴儿同步休息，即孩子想吃时喂他，婴儿想睡时产妇也一起休息。这类婴儿1~2个月后吃奶的速度会加快，并且吃奶的间隔也将逐渐形成规律。

（六）早产和低出生体重儿的喂养

由于早产和低出生体重儿各器官功能不完善，如吸吮力弱，贲门括约肌松弛，胃容量小易溢奶，肠道肌张力低，易腹胀，易出现喂养问题。因此，哺喂早产儿时应尽早开始母乳喂养。

部分早产和低出生体重儿刚出生时不会吸吮乳房或吸吮力较弱，此时可将乳汁挤出后用汤匙喂，应少量、多次喂养，体重越低喂养次数越多。此外，应在医生指导下，在婴儿出生后2~3天补充维生素K_1和维生素C预防自然出血，1~2周添加维生素D预防佝偻病，1个月开始添加铁剂预防缺铁性贫血。

（七）婴儿拒绝乳房的原因和解决方法

在为新生儿哺乳时，通常会遇到婴儿拒绝产妇乳房的现象，其原因和解决方法大致如下：

产妇的乳房可能因为肿胀（乳汁过多、有疼痛感、变硬）而使新生儿很难吸吮。遇到这种情况，护理师可以用一块温热、柔软、洁净的棉布帮产妇热敷乳房或用热水浸泡乳房以减轻肿胀，也可以试着挤出一些乳汁，使乳房稍微松软一些。这样一来，婴儿就比较容易吸吮乳头，不会再拒绝产妇的乳房了。

产妇的乳汁流出得太快会使婴儿吸吮呛着，因此而拒绝产妇的乳房。这时，产妇可以先挤出一些乳汁，以减轻乳房压力，使乳汁流出不至于太快；另一种办法是，用中指和食指夹住乳房，减小乳汁的流量。

产妇的乳房可能会盖在婴儿的鼻孔上，导致婴儿因呼吸困难而拒绝产妇的乳房。这时，只需要产妇轻轻地将乳房移离婴儿的面部，婴儿就会愿意吃奶了。

另一种导致婴儿不吃奶的原因是婴儿的鼻子可能不通气，吸吮时因呼吸受阻而影响吃奶。解决的办法是清除鼻腔分泌物或遵医嘱使用一些滴鼻剂，婴儿鼻子通气了，自然就会吃奶了。

（八）喂奶后打嗝的处理办法

婴儿吸奶时咽下空气会感到很不舒服，尤其是婴儿剧烈哭闹后，如果立即喂奶将会导致吸入大量空气，如不及时拍嗝则很容易吐奶。因此，每次哺乳后应帮助孩子打嗝。为婴儿拍嗝时将其竖抱，让其头部轻伏在自己肩上，由婴儿腰部往上轻拍他的背部，或者让婴儿俯卧在自己的大腿上，再轻拍他的背部。

（九）溢奶的处理办法

溢奶是指新生儿吃奶后不久从口中流出奶液，原因主要是生理性的，

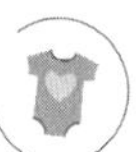

即由于新生儿胃为横位，且容量较小，胃的入口处贲门肌肉发育不成熟、关闭不严，而出口处幽门肌肉张力高，造成奶进入胃后易反流。此外，不适当的喂养和护理方法也会引起溢奶，如喂奶过快，一次吃奶量太多，人工喂养时奶嘴孔太大，喂奶前婴儿过度哭闹吸入大量空气，喂奶后立刻将婴儿平放在床上或翻动婴儿等。

对于易溢奶的婴儿在喂养和护理时应注意：

1. 哺乳时保持平静、舒适。

2. 如果开始喂时乳汁呈喷射样，可先挤出少许再喂。

3. 新生儿每次喂奶量不应太大。

4. 选择低流速奶头或以奶瓶倒立时奶滴状连续流出时的奶孔大小为宜。

5. 喂奶前避免婴儿过度哭闹，应在婴儿非常饥饿前就开始喂奶。

6. 喂奶后将婴儿竖抱，头靠在自己肩上轻拍后背 5~10 分钟，待婴儿将吞入的空气排出（打嗝）后再将其右侧卧位放在床上并将床头垫高，或将其头高脚低倾斜 30 度抱半小时。

7. 换尿布应在喂奶前进行，做操、抚触最好在两顿奶之间进行。

（十）喂奶时应避免的姿势

总体上讲正确的喂奶姿势就是体位舒适，母体紧贴婴儿，防止婴儿鼻部受压，保持产妇手的姿势正确。

喂乳时产妇应避免长时间低头看着婴儿，否则产妇呼出的废气会使婴儿呼吸困难。因为产妇呼出的废气主要是二氧化碳，而二氧化碳比空气重，如果是坐着哺乳，呼出的废气正好将婴儿整个脸部覆盖，容易导致婴儿缺氧。正确的方法是将头稍微偏向一边，或有意识地避免直接对着婴儿的面部呼气。

（十一）母乳喂养期间给婴儿补充水的方法

与配方奶不同，母乳本身含有很多水分，纯母乳喂养的婴儿在 4 个月之前，都不用额外补充水。但天气太干燥、太热，出汗多的情况下，可给予补充少量水分。6 个月后，因为辅食添加的需求，可以考虑在两餐之间适量补充水分。

（十二）新生儿需要额外补充维生素的情况及处理办法

新生儿是否缺乏维生素，要根据产妇在孕期的身体状况进行判断。一般健康孕妇分娩的新生儿，很少缺乏维生素，因此不需要额外补充。

如果孕妇妊娠期维生素摄入严重不足、胎盘功能低下或发生早产，新生儿就可能缺乏维生素D、维生素C、维生素E和叶酸，所以，要根据新生儿维生素的缺乏程度，及时给予补充。

1. 维生素K

维生素K是脂溶性维生素，它参与人体凝血过程，如果人体缺乏维生素K，就等于缺乏凝血因子，容易出血，或出血难止。如果维生素K严重缺乏，婴儿会出现脐带残端渗血不止、皮肤出现瘀斑等症状，严重的会导致颅内出血，威胁生命。

人体自身不能合成维生素K，需要摄入含维生素K的食物然后在肠道合成。新生儿肠道内没有帮助合成维生素K的细菌，再加上婴儿通常只吃母乳，母乳虽然营养丰富，但维生素K含量偏低。纯母乳喂养的婴儿容易缺乏维生素K。

预防维生素K缺乏的方法包括：

（1）乳母多吃富含维生素K的食物，如豆油、菠菜等绿叶蔬菜。

（2）患有先天性肝胆疾病、慢性腹泻的小儿应在医生指导下补充维生素K。

（3）对于在孕期曾服用影响维生素K代谢药物的产妇，在产前应补充适量的维生素K。

2. 维生素D

虽然新生儿出生时体内已储存了一定量的维生素D，但是如果在室外接受阳光照射的时间不够，又不能通过食物摄入，新生儿可能出现维生素D缺乏性手足搐搦症和佝偻病。为防止此症的发生，应该从出生后半个月开始，为新生儿补充维生素D，每日400IU。

3. 维生素E

一般新生儿不需要补充维生素E，但早产儿需要补充，每日30毫克就可满足其需求。

4. 维生素A

在补充维生素D时，有的父母会为新生儿选用鱼肝油制剂，即维生素AD剂。但选用时要掌握好剂量，如果比例不合适，可能会发生维生素A过量，甚至中毒。

二、产妇哺乳过程中的常见问题及应对方法

（一）乳头凹陷

当用两个手指压迫乳晕时，正常情况下乳头会凸出并直立。反之，如果乳头不突出，即为乳头凹陷。婴儿难以含住内陷的乳头，从而影响母乳喂养。

如果在分娩前几周或几个月发现乳头凹陷时，可佩戴一个中空的圆锥形乳罩，对乳晕施以柔和而均匀地压迫，纠正乳头凹陷。

如果在分娩后才发现乳头凹陷，可用手指将乳头向外轻轻牵拉，并按、捏乳头、乳晕，每天 1 次，每次 10~30 下。也可用双手拇指轻压乳晕两旁，再向上下左右推开，每天 1~2 次，每次 10 下。每次哺乳前可用乳泵或吸奶器将乳头拉出，便于婴儿含接。

不主张在孕末期通过每天牵拉乳头来改善，因为这样会过度刺激乳头，导致子宫释放收缩激素，触发早产，故不提倡孕末期牵拉乳头。

（二）乳头有裂口

乳头有裂口又称为乳头皲裂。造成乳头皲裂的主要原因是婴儿吸吮时只含住了乳头，吸吮时用力吸乳头，致使乳头皮肤破损形成皲裂。出现皲裂后一般不必停止喂奶。继续哺乳有利于防止细菌通过裂口侵入乳腺组织，引起乳腺炎甚至乳腺脓肿。因此，哺乳时应注意以下事项：

1. 哺乳前先湿敷乳房和乳头 3~5 分钟，同时按摩乳房，并挤出少量乳汁使乳晕变软，从而容易被婴儿含吮。

2. 帮产妇取舒适体位，让婴儿含住大部分乳晕。

3. 开始喂奶时先喂无裂口的一侧，再喂患侧，因为这时孩子吸吮的力量变小，对患侧乳头的刺激减少。

4. 每次哺乳的时间限制在 10 分钟内。

5. 每次喂奶后留一滴奶均匀地涂在乳头上。

6. 天气潮湿时，尽量将乳房暴露，保持乳头干燥，促进乳头裂伤愈合。

7. 不要使用塑料乳罩或乳垫，不要用肥皂洗乳房。

8. 如果双侧乳房有皲裂，或纠正婴儿吸吮方式后，产妇仍感到乳头疼痛难忍，可暂时停止让婴儿吸吮，用手或吸奶器将乳汁挤出，再用汤匙喂

给孩子。

9. 把鱼肝油软膏或蓖麻油涂在乳头上，可有效预防感染，促进裂伤愈合。

（三）乳房胀痛

产后三天内，因淋巴和静脉充盈，乳腺管不畅，乳房逐渐胀实、变硬，触之疼痛，伴有轻度发热。一般于产后一周乳腺管畅通后自然消失，也可用以下方法缓解。

1. 尽早哺乳

于产后半小时内开始哺乳，促进乳汁畅流。

2. 外敷乳房

哺乳前热敷乳房，可以促使乳腺管畅通。在两次哺乳之间热敷，可以减少局部充血肿胀。

3. 按摩乳房

哺乳前按摩乳房，可以促进乳腺管畅通。

4. 佩戴乳罩

乳房肿胀时，产妇穿戴合适的具有支托性的乳罩，可以减轻乳房充盈时的沉重感。

5. 生面饼外敷

用生面饼外敷乳房，可以促进乳腺管畅通，减轻疼痛。

6. 服用药物

口服 B 族维生素或散结通乳的中药，需在医生指导下服用。

（四）乳腺炎

当哺乳期产妇出现一侧乳房或乳房的一部分发热、肿胀或疼痛时，可能是乳腺炎。乳腺炎一般不会引起乳汁感染，因此可以继续哺乳，如果停止哺乳可能会使乳腺炎恶化以及疼痛加重。

轻度时，在哺乳前湿热敷乳房 3～5 分钟，并按摩乳房，轻轻拍打和抖动乳房。哺乳时先喂患侧乳房，因饥饿时婴儿吸吮力强，有利于吸通乳腺管。每次哺乳应充分吸空乳汁，在哺乳同时按摩患侧乳房。同时增加哺乳次数，每次哺乳至少 20 分钟。哺乳后充分休息，饮食要清淡。

如果出现乳房脓肿并做了切开引流，只要引流管距乳晕较远不影响喂奶仍可继续哺喂。也可暂时将病侧乳房断奶，将乳汁挤出后丢弃，待乳腺脓肿痊愈后再重新开奶。

（五）母乳不够

母乳不够的主要表现有：乳房虽有乳汁排出但听不到婴儿的吞咽声；婴儿出生 5 天后乳房挤不出乳汁；出现乳头疼痛和乳头充血症状，喂奶后乳头不变软。婴儿出生 3 天后每 24 小时排尿少于 6 次，大便仍为黑色、绿色或棕色，4 天至 1 个月内每日排便次数少于 3 次；每 24 小时喂养次数少于 8 次，或喂养次数不少但婴儿总是拼命不停地吸吮，吸吮每侧乳房超过 30 分钟，有时突然放开乳头啼哭不止。婴儿睡觉不香甜，出现吃完奶不久就哭闹，来回转头寻找乳头的现象。婴儿体重不增加或增加缓慢。出生后 5 天每日增重不足 15~30 克，出生后 10 天体重未恢复到出生时的水平。

对于乳汁不足的产妇，护理师应指导其正确的哺乳方法，按需哺乳、夜间哺乳，调节饮食，同时鼓励产妇树立信心。此外，可选用两种方法实施催乳，即中医药膳和中药手法。药膳是通过药物或食物调理，让产妇乳腺管疏通，乳汁分泌增加。中医手法，是通过按摩或针刺对相关穴位加以刺激，达到疏通乳腺管、消除或减轻胀痛，增加乳汁分泌的目的。

（六）产妇的营养和乳汁成分的关系

产妇的乳汁中含有丰富的营养成分，如脂肪、乳糖、矿物质、微量元素等，产妇一时营养供给不足，不会影响乳汁成分，但产妇长期营养摄入不足，可影响到乳汁营养素的含量，尤其是维生素 B_5、维生素 B_{12}、维生素 A 和维生素 D，导致婴儿出现营养不良现象。

（七）患病的产妇可喂奶的情况

当产妇患有某种传染性疾病时，如处于非急性期或非活动期，在治疗疾病的同时可继续喂奶。当产妇患有高血压、心脏病、糖尿病、肾病时，如无严重并发症，经医生同意可以喂奶。

乳房感染、乳房手术未愈不宜给婴儿哺奶，但需每隔 3~4 小时挤奶一次，以免奶汁减少导致回奶，以便疾病痊愈后继续给婴儿喂奶。

乳头皲裂：当乳头皲裂时，可以挤奶后用小匙哺喂。生奶疖时，有病的一侧不要给婴儿喂奶，也需要按时挤出奶汁。

（八）哪些情况应谨慎哺乳

母乳喂养固然有很多优点，但还是有少数产妇因健康原因不宜哺乳，例如：产妇生产时流血过多或患有败血症；患有结核病、肝炎等传染病；患有严重心脏病、肾疾患、糖尿病、癌症或身体极度虚弱者；患急性传染病、乳头皲裂或乳腺脓肿者，可暂时停止哺乳。在暂停哺乳期间，要将乳汁用吸奶器吸出来，一方面可消除肿胀，另一方面可以保证在病愈后哺乳时，仍有足量乳汁。在暂停哺乳期间，可以用牛奶代替喂养。

1. 乳母患病不可喂奶的情况

产妇患高血压、糖尿病伴有重要器官功能损害，患严重肾功能不全，有严重精神病、先天代谢病、有心脏病伴心功能Ⅲ、Ⅳ级或心脏衰竭，患传染病处在急性期，感染 HIV，乳房有单纯疱疹病毒感染等疾病时，不宜哺乳。

在吸毒或滥用药物、接受抗代谢药物或化疗药物治疗期间、接受放射性同位素检查或治疗以及工作环境中有放射性物质等情况下，均不宜哺乳。

母亲患乙肝。有研究证明，乙肝病毒的母婴传播途径主要是通过胎盘宫内感染或分娩时的血液传播。尽管乙肝病毒携带者乳汁中可能有乙肝病毒，但其强度很低，含量远远低于血液中的浓度。病毒量越低越易被机体清除。因此，乙肝母亲并非母乳喂养的绝对禁忌证。

此外及早接种疫苗能使 80%~90%以上的新生儿产生抗体，对婴儿具有保护作用，并可保持 5 年以上。如果母亲为单纯表面抗原阳性或处于非急性期，可以喂母乳；如果母亲为 e 抗原阳性，应保证孩子经过严格乙肝免疫程序并经医生同意后，才可喂母乳，因为哺乳本身不会增加孩子受感染的危险。

孕期或产后有严重并发症须进行治疗时，也应暂停哺乳。

2. 产妇用药会妨碍母乳分泌

生物碱代谢药可影响催乳素的生产，从而抑制泌乳。

止痛药。一切普通的止痛药，如可卡因、安乃近应避免使用。因为这些药可通过乳汁分泌出来。

镇静药。如产妇服用了安定、巴比妥酸盐等药后，会通过乳汁进入婴儿体内，加重婴儿的肝代谢负担，而且药物易蓄积在婴儿体内，另外还会引起新生儿的困倦和嗜睡。

哺乳产妇禁用的药物。以下药物在哺乳期最好不用，如必须用时，就要考虑停止哺乳：金刚烷胺、抗癌药物、溴化物、甲硝唑、放射性同位素等。

（九）婴儿患母乳性黄疸

出生后 2~3 天出现的黄疸为早发性母乳性黄疸，常与开奶晚、喂奶量少等因素有关。此时不必终止母乳喂养，频繁吸吮可有助于早期黄疸的消退。出生后 1 周出现的黄疸为晚发性母乳性黄疸，常可持续 2~3 周甚至 2~3 个月。

如果黄疸程度不严重，新生儿精神状况好，体重正常增加，多可自然消退。一般在停止母乳后黄疸明显减轻，恢复母乳喂养后，黄疸程度略有增加，但比停喂母乳前轻。如果改用配方奶或牛奶喂养则黄疸消退时间与继续喂母乳的新生儿无明显差异。这种情况建议继续母乳喂养，如果新生儿能较好地吸吮，应增加白天及夜间的哺喂次数。极少数患严重高胆红素血症的新生儿应暂时停止母乳喂养。

（十）如何鉴定母乳是否充足

新生儿能安静睡眠 30~60 分钟，大便每天 2~6 次，呈金黄色糊状，小便每天 10 次左右，体重每天增长 30~35 克，满月增长 600~1000 克，则为母乳充足。母乳不足要为婴儿添加奶粉。

（十一）挤奶的正确方法

将拇指放在乳晕上方，食指放在乳晕下方，与拇指相对，其他手指托住乳房；将拇指与食指向胸壁方向轻轻挤压，然后放松，反复进行，手指固定，不要在皮肤上滑动或者摩擦；沿乳头依次挤压所有的乳窦，使每个乳窦的乳汁都被挤出，双手可以交替使用，以免疲劳。

（十二）开始喂奶的时机

开奶时间越早越好，婴儿出生后，半个小时就可以让他吸吮。如果无法及时喂母乳，可以先人工喂养，但是，尽量不要用奶瓶喂，以防婴儿习惯了奶瓶而放弃乳头。让婴儿至少每两小时吮吸一次，一旦有胀奶的感觉就要停止喂配方奶。

（十三）退乳的护理

产妇因疾病或其他原因不能哺乳的，应该尽早退奶。退奶期间，不进食汤类食物，不排空乳房，停止哺乳及挤奶。或遵医嘱服用相关药物帮助退奶。此外，还可以用药膳或中医手法进行退奶。

三、产妇产假结束后的继续哺乳问题

为了延长婴儿母乳喂养的时间，越来越多的新妈妈开始把专业的吸奶器、储奶器具带到单位，利用工作间隙完成吸奶、冷藏、保存等一系列工作，晚上背回家给婴儿，作为第二天的“口粮”。

（一）背奶准备

新妈妈上班前1~2周，可以根据产妇上班后的作息时间，调整、安排好婴儿的哺乳时间，给婴儿一个适应过程。

如果工作地点离家比较近，可以在上班前喂饱婴儿，午休时回家喂奶一次，下班后再喂，加上夜间的几次喂奶，基本上能满足婴儿的需要；如果离家较远，可以事先将母乳挤出来储存好，请家人代喂1~2次，晚上回到家再喂奶。

提前1~2周挤出一些母乳储存备用，将挤出的母乳装至容器内冷冻保存。

（二）背奶装备

1. 保温包或者保温桶

保温能力源于保温包的用料和厚度，如果单位有冰箱，上下班用时也不长的新妈妈，可以选择不是很厚或普通海绵保温的保温包；如果两方面条件都不具备或只具备其一，最好使用用料比较好并且厚一些的保温包或者保温桶。

2. 蓝冰

仅仅是保温包，最多只能维持包中母乳的温度，必须加入冰块才能起到持久保冷的效果。蓝冰是一种高分子蓄冷剂，保冷效果非常好，因此在背奶装备中必不可少。

3. 吸奶器

电动吸奶器省时又省力，但不好携带，且容易有噪声。手动吸奶器经济实惠，但费时费力。两者优缺点都很明显，新妈妈可以根据自身情况进行选择。必要时，可以根据情况在家中和工作场合各备一套，以方便使用。

4. 储奶袋

挤出来的奶如果第二天吃还有富余可以提前冻起来，这时就要用到储奶袋。储奶袋不能装太满，否则冷冻后奶膨胀会撑破储奶袋。储奶袋子上要写上日期。

（三）背奶过程

第一步——吸奶

在上班前一天或在上班前将母乳挤出储存，并在容器外贴上挤奶的日期及时间。

上班期间，新妈妈也要尽量保证每3小时吸一次奶，这样可以有效防止奶胀和泌乳量的减少，使母乳喂养可以更好地继续下去。需要注意的是上班的地方必须要有冷藏设备，可以妥善保存，回到家要尽快让婴儿吃掉或放至冰箱冷冻。

第二步——储存

装母乳的容器要留点空隙，不要装得太满或把盖子盖得很紧，以防容器冷冻结冰而胀破。

最好将母乳分成小份（60~120毫升）冷冻或冷藏，方便家人或母婴护理师根据婴儿的食量喂食，不会浪费，并要贴上标签，记上日期。

储存温度：

新鲜母乳：25~27摄氏度的条件能保存4小时，15~25摄氏度保存8小时，15摄氏度以下能保存24小时，母乳不能保存在37摄氏度以上的环境。

冷藏母乳：2~4摄氏度可保存8天以上，要保证母乳放置在最冷的部位保存。

冷冻母乳：可保存6个月，冷冻室不能放置其他物品。解冻后可保存24小时，取出后加温至38~39摄氏度，不可重复加热。冻奶时应注意，冷冻储存母乳不要将储奶袋装得太满，防止将奶袋胀破；每个储奶袋都必须要标注储存时间。

第三步——解冻

冷冻的母乳在解冻时，应该先用冷水冲洗密封袋，逐渐加入热水，直至母乳完全解冻并升至适宜哺喂的温度，或放置在冷藏室慢慢解冻退冰。

不要将母乳直接用炉火或者微波炉加热，这样会破坏母乳中的养分。

第四步——喂奶

解冻后直接倒入奶瓶中就可以喂婴儿了。解冻后的母乳一定要在 24 小时内吃完，并且不能再次冷冻。

思考与练习

1. 简述乳房的结构。
2. 乳汁是如何产生的?
3. 什么叫初乳和成熟乳?
4. 母乳喂养有什么好处?
5. 如何增加乳汁的分泌?
6. 新生儿出生后多长时间可以开始哺乳?
7. 怎么判断新生儿是否吃饱?
8. 哪些产妇不宜哺乳?
9. 简述婴儿拒绝产妇哺乳的原因和解决方法。

附　录

· 月子餐食谱
· 婴幼儿不同时期发育特征表
· 有问有答

一、月子餐食谱

（一）汤类

1. 高钙高汤

原料：猪腿骨2.5千克，鸡骨2千克，烤虾壳1千克，柴鱼片300克，虾皮300克，水8~12升。

做法：猪腿骨、鸡骨洗净，焯水。锅内放8~12升的水，放入所有原料以小火煨煮3小时。过滤残渣后待凉，放冰箱冷藏。冷藏后，高汤表面会凝结一层油脂，刮除油脂后，取240毫升分装在保鲜袋中，储存在冷冻室内。每次烹调食物，取一杯高钙高汤与食物同煮即可。

功效：补充钙质。

2. 麻油猪肝汤

原料：猪肝60克，老姜10克。

调味料：麻油1大匙。

做法：老姜切片。猪肝切片后用沸水汆烫，然后冷水泡，除去血水。锅内放入麻油略微加热，再放老姜爆香，然后倒入猪肝略炒，最后加2碗水（约500毫升）煮沸即可。

功效：猪肝有治疗贫血的功效，也有助于消除疲劳、恢复体力。不过选购猪肝时，要非常注意猪肝的新鲜度。也可用羊肝等替代。

3. 四神汤

原料：四神汤料1份，猪肠80克。

做法：猪肠加面粉和盐搓洗干净，直到没有黏液，放入沸水中汆烫，再切成小段。四神汤料中加入处理好的猪肠，倒入2碗水，用小火慢慢炖煮到猪肠变软。

功效：猪肠可用排骨替代。四神汤料在中药行、超市、农贸市场等处皆有售。

4. 麻油鸡汤

原料：鸡腿肉（去皮）60克，老姜10克。

调味料：麻油 1 大匙。

做法：老姜切片，鸡腿切块后用沸水氽烫一下。锅内加入麻油、爆香老姜，再放入鸡肉略炒一下，加入 2 碗水煮至肉熟即可。

功效：麻油鸡相当滋补，适合产后食用。

5. 菠菜猪肝汤

原料：菠菜 150 克，猪肝 50 克，姜 20 克，太白粉少许。

调味料：麻油 3 滴，盐 1/3 匙。

做法：菠菜洗净切段，再氽烫过。猪肝切片，裹上少许太白粉后用沸水氽烫过。姜切细丝。锅内加适量的水，煮开后放入姜，煮约 1 分钟再放入菠菜及猪肝。最后加盐调味，再滴上麻油即可起锅。

功效：菠菜的含铁量较高，能促进红细胞生长，具有很好的补血作用。

6. 莲子肚片汤

原料：莲子 20 克，猪肚 30 克。

做法：猪肚洗净，切片。莲子、猪肚加上适量的水，盖上保鲜膜后隔水炖煮 1 个半小时即可。

功效：中国的饮食传统中有“以类补类”的说法，也就是说吃猪肚有补益脾胃的功能，在煮之前可用沸水先将猪肚过一下水以去腥味。

7. 莲藕排骨汤

原料：莲藕 100 克，排骨 50 克。

调味料：盐 1/2 匙。

做法：莲藕洗净、切厚片，排骨先用沸水氽烫过。锅内放入莲藕、排骨和 600 毫升的水，用小火煨煮至软，再加入少许盐调味即可。

功效：含有大量的蛋白质和骨胶原以及磷酸钙，对强筋壮骨很有帮助。

注意：莲藕生吃为凉性，经过烹调颜色转为黑褐色时，属性就转为温性，因此产妇最好食用煮过的莲藕。

8. 当归羊肉汤

原料：羊肉 50 克，当归 10 克，川芎 10 克，黄芪 10 克，枸杞 5 克，姜 10 克。

做法：羊肉切块，用沸水氽烫过，姜拍碎，中药材洗净。将所有原料放入碗中，加水至八分满后盖上保鲜膜，隔水炖煮约 1 小时即可。

功效：羊肉的热量高于牛肉，铁的含量是猪肉的6倍，能促进血液循环，具有显著的造血功能，是冬令最佳补品。

9. 发菜豆腐汤

原料：豆腐1/2块，发菜10克，胡萝卜丝少许。

调味料：盐1/2匙，麻油1/2匙。

做法：发菜剪小段，放入清水中浸泡清洗，然后沥干。豆腐、胡萝卜切丝。锅中加500毫升水煮沸，放入豆腐、胡萝卜煮3分钟，再放入发菜煮片刻，加盐调味后滴些麻油即可。

功效：发菜含有蛋白质、钙、铁、碘等成分，可以清肠胃、助消化，还可以促进伤口愈合。

10. 杜仲排骨汤

原料：杜仲20克，排骨100克，老姜10克。

做法：杜仲洗净，排骨洗净，用沸水汆烫过，老姜切片。将所有原料放入碗内，盖上保鲜膜后，放入锅内隔水炖煮约1个半小时即可。

功效：补血，补钙，是贫血食谱和骨质疏松食谱。

注意：排骨常被用来做菜，按其部位的不同，分为小排、子排和肋排三种。小排肉瘦质厚口感较硬，子排肉厚质嫩稍带肥，肋排肉瘦质薄口感嫩。

11. 素丸子汤

原料：素丸子6颗，芹菜、香菜少许。

调味料：盐1/4匙，胡椒、麻油少许。

做法：素丸子洗净，芹菜和香菜洗净切成细末。锅内加适量的水，煮开后放入素丸子及调味料，继续煮2分钟后撒上芹菜、香菜、胡椒和麻油即可。

功效：补充多种维生素。

12. 海带芽豆腐汤

原料：豆腐1/2块，干海带芽少许，葱1根。

调味料：盐1/4匙。

做法：豆腐切成小块，海带芽浸水泡开，葱切末。锅内加适量的水，煮沸后放入所有原料及调味料，继续煮1分钟即可。

功效：可帮助身体排出毒素。

注意：海带芽是在海带最嫩的时期摘取的，质地滑嫩，只需要在烹煮前浸水泡开，就能煮出又香又浓的汤汁。

13. 杜仲腰花汤

原料：杜仲 30 克，猪腰 30 克，老姜 10 克。

做法：杜仲洗净，加 500 毫升的水和姜，以小火煮至汤汁约剩 300 毫升为止。猪腰切片、洗净、用沸水氽烫过。用滤网滤除残渣后，剩余的汤汁和猪腰一起煮开即可。

功效：杜仲性温、味甘、微辛，具有补肝肾、强筋骨、降血压等作用，对于腰酸乏力、头晕和耳鸣等症状，都有改善功效。

14. 金针汤

原料：金针菜 30 克，姜丝 10 克。

调味料：盐 1/2 匙。

做法：金针菜洗净泡软。在锅中加入适量的水，放入金针菜和姜丝，一起煮至金针菜微开即可。

功效：清热利湿，补血扶正。

注意：如果想让汤汁更鲜美，可以直接用高汤来煮。如果购买干的金针菜，清洗前要先用水泡开。

15. 花生牛奶汤

原料：熟花生仁 30 克，低脂鲜奶 250 毫升。

调味料：白糖适量。

做法：花生泡水煮熟并去皮，或直接购买已经去皮的熟花生仁。低脂鲜奶隔水加热至 80 摄氏度左右，放入熟花生仁和白糖拌匀即可。

功效：花生性平味甘，属优良蛋白质，人体易吸收，含钙、磷、铁等。可补脾益气，润肠通便，具有催乳、止血和补血等功效。

16. 虾仁馄饨汤

原料：新鲜虾仁 50 克，猪绞肉 50 克，胡萝卜 15 克，豆薯 15 克，葱末 20 克，姜末 10 克，馄饨皮 8 片，香菜少许。

调味料：高汤适量，盐、胡椒、麻油适量。

做法：将虾仁、绞肉、胡萝卜、豆薯、10 克葱、姜全部一起剁碎，加入调味料中拌匀。馅料分成 8 份，包入馄饨皮中，再放入沸水中烫熟。锅内加高汤煮开，放入烫熟的馄饨，再加调味料及香菜、葱末。

功效：虾仁性温味咸，含蛋白质、脂肪、各种维生素等成分，对产后血虚、乳汁缺乏有相当大的帮助。

17. 芋圆地瓜甜汤

原料：芋头30克，地瓜30克，红薯粉60克。

调味料：糖适量。

做法：芋头、地瓜去皮、切成厚片，放入蒸锅中蒸熟，取出分别压成泥。芋头泥、地瓜泥分别加入树薯粉和匀，如果太干要加些水，分别揉成团状，然后搓成长条切小块，再分别揉成小圆球。锅中加适量水煮开，放入芋圆、地瓜圆煮至浮起，最后依个人喜好加糖调味。

功效：健胃益脾，缓解便秘。

18. 生化汤

原料：当归24克，川芎9克，桃仁（去皮）6克，烤老姜2克，炙甘草（蜜甘草）2克。

做法：800毫升水加入药料，慢火煮1小时左右，约剩300毫升。一天分3次喝完。顺产喝7天，剖宫产喝14天。

功效：去除恶露。

19. 养肝汤

原料：红枣，热水280毫升。

做法：用水洗净红枣，以刀切开脐处。放在容器中，用热开水冲下，加盖放置一夜。第二天早上用蒸器蒸。等沸腾后再用文火蒸4分钟。把红枣取出，去皮去核，汤汁可分两三次，饭后当茶喝。加点冰糖亦可。

功效：可解毒养肝。如果产妇是剖宫产，产前1周要吃养肝汤，产后接着吃2周。

20. 红豆汤

原料：红豆、带皮老姜、红糖各适量，水1500毫升。

做法：将红豆放入水中，加盖泡8小时。老姜切成丝，放入已泡好的红豆中。大火煮滚后转中火继续煮20分钟（加盖）。熄火，加入红糖搅拌后即可食用。

吃法：每日2碗，可于早上10点及下午3点各吃1碗。

21. 原味蔬菜汤

原料：将各类蔬菜（主要是根茎花果）不加任何调料煮汤，如黄豆芽、西蓝花、菜椒（青椒、黄椒、红椒均可）、紫甘蓝、丝瓜、毛豆、西葫芦，每次选择4种以上即可。

做法：把各种蔬菜放入锅内，加入适量清水，煮烂后取汤水饮用。

功效：味道清香，可以当茶喝，在产后当天（剖宫产次日）即喝，有极佳的下奶作用。

注意：饮用前最好先咨询医生。喝原味蔬菜汤的同时喝猪蹄汤、鲫鱼汤、鸡汤等会影响发奶效果。

22. 木瓜花生大枣汤

原料：木瓜750克，花生150克，大枣5粒，片糖2/3块。

做法：木瓜去皮、去核、切块。将木瓜、花生、大枣和8碗水放入煲内，放入片糖，待水滚后改用文火煲2小时即可饮用。

功效：部分妇女产后因身体原因，在喂哺婴儿时会产生乳汁不足的问题。产妇要增加乳汁，可煲木瓜花生大枣汤饮用，对增加乳汁有显著效用。

23. 芪肝汤

原料：猪肝500克，黄芪60克。

做法：将原料洗净，切片，放入适量水一同煮沸。烧沸后加盐，用小火煮30分钟即可。

功效：益气补血，通络下乳。

24. 甜醋猪脚姜汤

原料：猪脚1只（斩件）。

调味料：冰糖1小块，生姜250克，甜醋适量。

做法：猪脚斩件，用滚水煮5分钟。将生姜刮皮、拍裂连同猪脚放入瓦煲中，加醋。煮滚后，改用文火煲2小时，下冰糖调味即成。

功效：可增进食欲，兼能健胃散寒、温经补血，是产后血虚、食欲减退、手脚凉产妇的最佳滋补汤水。

25. 木瓜鱼尾汤

原料：木瓜750克，鱼尾600克。

调味料：盐1茶匙，生姜3片，油1汤匙。

做法：木瓜去核、去皮、切块。起油锅，放入姜片，煎香鱼尾。木瓜放入煲内，用8碗水煲滚，再舀起2碗滚水倒入锅中，与已煎香的鱼尾同煮片刻，再将鱼尾连汤倒回煲内，用文火煲1小时，下盐调味，即可饮用。

功效：鱼尾能补脾益气，配以木瓜煲汤，则有通乳健胃之功效。

26. 花生莲藕汤

原料：莲藕250克，花生100克，红枣10个。

做法：将莲藕洗净，切成小块；花生、红枣（去核）洗净。把全部原料一起放入砂锅内，加清水适量，武火煮沸后，文火煮3小时。加入适量调料即可。

功效：产后2周吃可催乳通乳。

27. 猪骨通草汤

原料：猪骨（腔骨、排骨、腿骨均可）500克，通草6克。

做法：将猪骨、通草加水适量，熬两小时得猪骨汤约1小碗，加入少许香油，1次喝完，每日1次，连服3~5天。

功效：催乳通乳。

28. 猪蹄通草汤

原料：猪蹄1只，通草3克。

做法：原料洗净，加水适量，放入砂锅内共煮2小时，得猪蹄汤1碗，分两次喝完。每天1次，连服3~5天。猪蹄在进餐时吃掉。

功效：催乳通乳。

29. 芪归炖鸡汤

原料：小公鸡1只（约1000克），黄芪50克，当归10克。

调味料：精盐5克，胡椒0.5克。

做法：活鸡宰杀，去毛及内脏，剁去鸡爪及嘴壳，用清水洗净。黄芪去粗皮，与当归均洗净待用。砂罐洗净，放清水400克，放入全鸡。烧开后撇去浮沫，加黄芪、当归、胡椒，用小火炖2小时左右，加入精盐，再炖2分钟即可食用。

功效：具有益气生血、补益五脏、化瘀止血、促进产妇早日康复的作用，同时还可用于产后气血虚弱或兼气虚血淤所致的产后腹痛、恶露不止等症。

30. 薏米红枣汤

原料：生薏米100克，红枣（去核）12粒，水4碗。

做法：生薏米用水浸洗。将4碗水及生薏米倒入煲中。最后放入红枣

（去核），以文火煲45分钟后，即可饮用。红枣去核煲汤，汤水不燥。

说明：可活血养颜、减少脸部蝴蝶斑或产后面色黑滞及恶露不绝等问题。红枣味性平，有补气、补血、健脾、养心安神功用。

31. 猪蹄金针菜汤

原料：猪蹄一对（约750克），金针菜100克。

调味料：冰糖30克。

做法：将金针菜用温水浸泡半小时，去蒂头，换水洗净，切成小段，待用。把猪蹄洗净，用刀斩成小块，放入砂锅内，再加入适量清水，置于旺火煮沸，加入金针菜及冰糖，用文火炖至猪蹄烂时即可食用。

功效：养血生精、壮骨益骨、催奶泌乳，对产妇乳汁分泌有良好的促进作用。

32. 木瓜煲鳅鱼汤

原料：木瓜1个，泥鳅2条（约600克），生姜4片，杏仁5克，蜜枣8个。

调味料：猪油、盐各少许。

做法：将木瓜刮去外皮，去核，清水洗净，切成厚块。把泥鳅去鳞、鳃，清除内脏，用清水冲洗干净；杏仁、蜜枣分别用清水洗净。将锅置于火上，下猪油，烧热，放入泥鳅煎香至透，盛出。将清水适量放入煲内煮沸，放入姜片、泥鳅、杏仁、蜜枣，煲加盖，用文火煲1小时。把木瓜放入煲中，再煲半小时，加入少许盐调味，便可饮食。

功效：此汤含丰富的维生素A、维生素C、蛋白质和矿物质等，具有补虚、通乳的功效。“木瓜煲鳅鱼汤”是我国民间传统的催乳验方，是有效的发奶剂，专治妇女产后乳汁缺乏等症。

33. 归枣牛筋花生汤

原料：牛蹄筋100克，花生米100克，大枣20枚，当归5克。

调味料：植物油、精盐各适量。

做法：牛蹄筋洗净，切成块；花生米、大枣洗净。砂锅置火上，加适量清水，放入牛蹄筋、花生米、大枣、当归，用旺火煮沸后，改用文火炖至牛蹄筋烂熟、汤稠时，加入植物油、精盐调味即可。

功效：此汤具有补益气血、强壮筋骨的作用。适于产后气血两虚、肢体疼痛的产妇食用。

34. 红豆鲫鱼汤

原料：鲫鱼300克，红豆200克。

调味料：姜片、葱段、盐各适量。

做法：鲫鱼洗净淋黄酒腌制片刻，将红豆加水用微火煮至六成熟，再放入鲫鱼、姜片、葱段和盐同煮成汤即可。

功效：此汤是产后最好的补虚汤品。

35. 绿菠猪肝汤

原料：猪肝300克，菠菜300克。

调味料：盐适量。

做法：菠菜、猪肝、枸杞洗净，猪肝和姜切片。锅中热油爆香姜片，加适量水用中火烧开，放入菠菜和枸杞煮至六成熟。最后加入猪肝和盐，煮至入味即可。

功效：猪肝和菠菜都是补血食物。

36. 青木瓜排骨汤

原料：猪肋排300克，青木瓜300克。

调味料：嫩姜片、葱花、盐各适量。

做法：猪肋排切成小块用水汆烫；青木瓜切成小块备用；将水烧开放入肋排、青木瓜、嫩姜片和盐，用大火烧开后转小火煮25分钟，撒入葱花即可。

功效：木瓜可促进乳汁分泌。猪排含钙、铁和蛋白质，此汤是一道不错的产后滋补汤品。

37. 鹌鹑蛋鲫鱼汤

原料：鹌鹑蛋300克，鲫鱼300克。

调味料：姜片、葱段、盐各适量。

做法：鹌鹑蛋煮熟去壳，鲫鱼处理干净，姜切片葱切段；将鱼、姜片和葱段放入炖锅内，加入适量清水，用大火烧沸，再改用文火煮28分钟，然后加入熟鹌鹑蛋、盐即可。

功效：此汤可助产妇行气，去恶露。

38. 黄花豆腐瘦肉汤

原料：黄花菜150克，猪瘦肉150克，豆腐150克。

调味料：葱花、盐各适量。

做法：黄花菜用水浸软洗净，猪瘦肉洗净，豆腐切成大块；将黄花菜和猪瘦肉一起放入锅中，加适量水用大火煮沸，改小火煲 1 小时，再放入豆腐煲 10 分钟左右，撒葱花并加盐调味即可。

功效：补气生血，催乳的功效显著，很适合因产后气血虚弱而致缺乳的产妇食用。

39. 阿胶排骨汤

原料：阿胶 20 克，排骨 100 克。

做法：排骨洗净，放入沸水中汆烫，取出后放入碗中，加适量的水后盖上保鲜膜，隔水炖煮约 1 个半小时。将阿胶加入排骨中，炖煮至阿胶融化即可食用。

功效：阿胶能够补血，改善血虚、闭经或月经过少等情形，与排骨合用对产后体质虚弱、气血不足者相当有助益。

40. 红枣茶

原料（一日份）：党参 1 根，大红枣十几颗，枸杞子 150 克。

做法：党参、红枣、枸杞子用大锅煲水，煲 1 个多小时，煲成暗红色有很浓的红枣味道的时候就好了，然后放进保温壶，当水喝。

功效：补血益气。

41. 香蜜茶

原料：香油 35 克，蜂蜜 80 克。

做法：将一杯开水凉凉，把香油和蜂蜜混合均匀，加入凉开水调服。

功效：此茶润肠增津，滑肠通便，对产后肠道津枯便秘者有一定疗效。

（二）粥类

1. 芝麻山药粥

原料：黑芝麻 30 克，新鲜山药 30 克，大米 50 克。

调味料：冰糖适量。

做法：山药切小丁，黑芝麻用小火炒香，大米清洗干净。将山药、黑芝麻和大米一起加水约煮 40 分钟，等米粒完全煮烂后，再加少许冰糖调味。

功效：山药性平味甘，含黏性蛋白质、淀粉酶、胆碱等成分。具有益气补脾、固肾益精、润肺化痰等功效。

2. 甜糯米粥

原料：糯米、桂圆肉、红糖各适量，水2000毫升。

做法：将糯米与桂圆肉放入水中，加盖泡8小时。将泡过的原料，以大火煮滚后改以小火加盖煮1小时，熄火，加入红糖搅拌后食用。

功效：补充生产时所消耗的铁质（血液）流失，益气生精。

3. 花生大米粥

原料：花生米（带红皮）100克，大米200克。

做法：将花生米捣烂后放入淘净的大米中煮粥，粥分2次（早、午或早、晚各1次）喝完，连服3天。

功效：花生仁性平味甘，可以醒脾益气，润肠通便，具有催乳、止血及补血的功效。

4. 小米红糖粥

原料：小米100克，红糖适量。

做法：将小米淘洗干净，放入锅内，一次加足水，以旺火烧开后，转小火煮至粥黏稠即可。

吃法：食用时，放入适量红糖搅匀，盛碗即可食用。注意不要放碱，因为碱会破坏小米中的营养成分。

功效：养胃、促进恶露的排出。

5. 木耳粥

原料：大米100克，黑木耳30克。

调味料：食盐、水各适量。

做法：拣去大米中的杂物，洗净，用开水把木耳泡软后，洗净、去蒂，把大朵的木耳撕成小块。把锅置火上，放水烧开，倒入大米，用旺火煮开后，改小火熬煮30~40分钟，至米粒胀开，下木耳拌匀，以小火继续熬煮5~10分钟，至米粒开花、汤汁黏稠即成。也可改用银耳，即为银耳粥，食用时可加适量红糖。

功效：排毒、滋阴润燥。

6. 海带粥

原料：海带100克，大米200克。

调味料：熟猪油25克，食盐和葱花等适量。

做法：拣去大米中的杂质，淘洗干净；洗净海带泥沙和黏液，切成2厘米见方的块或花色形状的块。把锅放火上加水烧开，放入陈皮、海带（为使海带变软可加少量碱），用旺火烧开后，煮沸约10分钟，再下大米和适量熟猪油，开锅后用小火继续熬煮40~50分钟，至米粒开花、海带变软，放适量盐和葱花，搅拌均匀即可。

功效：降压降脂，补充碘。

7. 黑芝麻粥

原料：大米200克，黑芝麻60克。

调味料：白糖适量。

做法：拣去黑芝麻中的杂物，淘洗干净，晒干，放锅内炒熟，压成碎末。淘洗干净大米，放锅内，加适量清水，用大火烧开后，转微火熬至米烂粥稠时（也可使用有煮粥功能的电饭锅），加入黑芝麻末，待粥微滚，放入白糖，盛碗即可。

功效：乌发，黑发，补肾。

8. 骨汤花生粥

原料：大米100克，花生米100克，香菜50克。

调味料：熟猪油20克，胡椒粉、香油、食盐等适量。

做法：拣去大米中杂质，淘洗干净；洗净猪骨，敲断成小块，把花生米放入碗内，用开水浸泡15~20分钟，剥去外皮；香菜择洗干净，切成小段。锅内放入猪骨块、熟猪油和适量水，用旺火烧开后，继续烧煮约1小时，至汤色变白时，捞出猪骨，下大米和花生米，用旺火烧开，改小火继续熬煮40~50分钟见米粒开花、花生米软酥时，放适量盐搅拌均匀即成。食用前再分别淋香油，撒胡椒粉、香菜段，拌匀即可。

功效：补充钙质。

9. 紫米粥

原料：紫米、糯米各100克，红枣8枚。

调味料：白糖少许。

做法：将紫米、糯米分别淘洗干净；红枣去核洗净。锅内放入清水、紫米和糯米，置于火上，先用旺火煮沸后，再改用文火煮到粥将成时，加入红枣煮，以白糖调味即可。

功效：补脾胃，益气血，适用于妇女体质虚弱、营养不良、贫血等症。

10. 小米蛋粥

原料：小米适量，鸡蛋2个。

做法：小米洗净，蛋打散。锅中放适量清水和小米，用旺火煮沸后改小火熬煮至粥浓，放蛋液略煮，用红糖调味即可。

功效：有补脾胃、益气血、活血脉的功效，可促进恶露排出。

11. 玉米粥

原料：玉米300克。

调味料：白糖适量。

做法：将玉米粒碾碎后与米同煮，待粥熟米烂时加入糖调匀即可。

功效：能健脾开胃，适合脾胃虚弱、气血不足的产妇食用。

12. 鸡丝粥

原料：鸡肉200克，大米200克。

调味料：盐适量。

做法：锅中放适量清水，放入净嫩鸡，先用旺火煮沸，再改用小火煨至鸡肉熟烂，把鸡捞出。加入米，再用小火煮至粥熟。将鸡肉剥下，撕成细条放入粥内，加盐调味并撒上葱末即可。

功效：此粥营养丰富，易于消化吸收，顺产和剖宫产排气后都可食用。

13. 枸杞枣粥

原料：大米，牛奶，枸杞200克，红枣200克。

做法：米洗净，锅中放适量清水，加入米和红枣，用旺火烧煮，水沸腾后改用小火熬煮80分钟左右。至米粒胀开时，倒入牛奶搅匀，继续用小火熬煮10~20分钟，至米粒黏稠，溢出奶香即可。食用时可加糖调味。

功效：黑枣中的维生素C含量很高，与米同煮，除了能补充钙质外，还有养胃补血的滋补作用。

14. 莴笋猪肉粥

原料：莴笋300克，猪肉300克。

调味料：盐、香油各适量。

做法：莴笋去皮洗净切成丝，猪肉洗净切末，加酱油和少许盐腌10~15分钟。将米淘洗干净入锅，加适量清水煮沸，再加入莴笋丝和猪肉末，用文火煮至米烂汁黏时加盐和香油调味，稍煮片刻后即可食用。

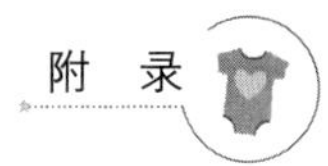

功效：既可促进产妇身体健康，又能下乳催奶。

15. 大枣紫米粥

原料：黑糯米 20 克，圆糯米 10 克，红枣 6 个。

调味料：冰糖适量。

做法：黑糯米、圆糯米洗净，泡水 3 小时，红枣洗净备用。黑糯米、圆糯米沥干，加入适量水，用小火煮烂。等糯米煮烂后，加入红枣一起煮约 30 分钟即可。

功效：补血健肾。

（三）素菜和主食类

1. 翡翠豆腐

原料：豆腐 1/2 块，菠菜 100 克。

调味料：盐 1/4 小匙，胡椒少许，麻油少许。

做法：豆腐切小块，菠菜烫熟后切段。锅内放入适量的水，煮开后放入豆腐、菠菜，继续煮 1 分钟后放入调味料即可。

功效：补充蛋白质、氨基酸、不饱和脂肪酸及磷脂等，促进钙质的吸收，健骨。

注意：因为菠菜含有草酸，所以不宜和含钙丰富的食材共同烹煮，否则会形成草酸钙不利于钙的吸收，所以和豆腐共煮前，必须先放入沸水中氽烫。

2. 红枣核桃酪

原料：红枣 75 克，核桃 40 克，水 3 杯，糯米粉 2 大匙。

做法：红枣洗净，放入水中浸泡软并去核，核桃泡软切碎。将红枣、核桃放入果汁机，加水打成糊状，再倒入锅中煮开。将糯米粉加水，倒入上料中勾薄芡即可。

功效：这道甜点中的红枣本身含有甜味，所以可以不必再加糖。红枣中含有维生素、枣酸、钙等，益气补虚，健脾养胃。

3. 鲜奶蒸蛋

原料：低脂鲜奶 240 毫升，蛋白 2 个。

调味料：白糖 1 匙。

做法：蛋白打散，加入糖和鲜奶调匀。将调匀的蛋白鲜奶加以滤网过滤，盛入容器中。蒸笼底的水煮沸后，放入蛋白鲜奶，以中小火蒸约10分钟，待其凝固即可。

功效：养心安神，补血，滋阴润燥，补虚损，益肺胃，生津润肠。

4. 鸡蛋豆腐

原料：鸡蛋3个，嫩豆腐150克。

调味料：精盐5克，葱末2.5克，食油适量。

做法：将鸡蛋放入碗内，搅打均匀，加入精盐、葱末及豆腐，再搅打均匀。锅置火上，放入食油烧热，加入调好的鸡蛋，炒至鸡蛋凝固即成。

功效：养血益气、生津润燥、清热解毒、蛋白质含量丰富，有利于产妇恢复，并可预防产后感染，对于胃火所致的牙龈肿痛等有治疗作用。含钙、磷较多，有利骨质发育。维生素A含量高，有补益肝血作用，可防治视力减退。

5. 芹菜拌腐竹

原料：芹菜300克，腐竹200克，香菇100克。

调味料：盐、香油各适量。

做法：将腐竹用温水浸泡2小时，泡软后捞出切成小段，放沸水中焯透，捞出控水入盘。芹菜洗净，切段，入沸水焯一下捞出放入凉开水中，沥干水分入盆。香菇洗净切条，沸水焯后入盘，加盐和香油拌匀即可。

功效：芹菜有助于肠胃蠕动；腐竹含钙高；香菇含丰富维生素和氨基酸。这道菜口感极佳，适合夏季食用。

6. 烂面条

原料：面条300克，西红柿1个，鸡蛋1个，菠菜100克。

调味料：盐和香油各适量。

做法：将菠菜汆烫后切段，西红柿切片，蛋打散。锅中热油，放西红柿煸出汤汁，加适量水。烧开后放入面条煮至熟烂，放入菠菜、蛋液、盐，滴入香油即可。

功效：煮至熟烂的面条易消化，又能补充膳食纤维。

7. 红豆酒酿蛋

原料：红豆300克，鸡蛋1个，糯米、甜酒各少许。

做法：红豆洗净加水煮烂，放入糯米甜酒酿烧沸。打入蛋，待蛋凝固熟

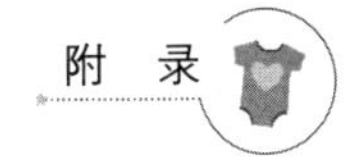

透后加入红糖煮融即可。

功效：红豆有滋补强壮、健脾养胃、利水除湿、和气排脓、清热解毒、通乳汁和补血的功效。酒酿可活血通经、养血散瘀。红豆酒酿蛋适合产后恶露不下的产妇食用。

8. 海带焖饭

原料：海带200克，大米200克。

调味料：盐少许。

做法：大米淘净，海带洗净切成小块，锅中放大米和适量水，用旺火烧开煮15分钟，随后放入海带块，不断翻搅，烧煮10分钟左右，待大米粒胀开，水快开时，加盐调味。盖上锅盖用小火焖10~15分钟即可。

功效：海带含丰富的钙、蛋白质和碘，海带与大米一起食用提高各自的吸收率。

9. 芝麻拌菠菜

原料：芝麻100克，菠菜200克。

调味料：盐、香油各适量。

做法：菠菜洗净，锅中加清水烧开放入菠菜焯至断生，捞出凉凉，沥干水分。将菠菜切段放盘，加盐和香油，撒上熟芝麻拌均匀即可。

功效：菠菜补血，这道凉菜清香爽口，可增进产妇的食欲。

10. 香蕉豆奶

原料：香蕉250克，豆浆、牛奶各100克，蜂蜜10克。

做法：将蜂蜜放在锅中，加水加热化开，加入蛋液边加热边搅拌，然后倒入杯中冷却。将香蕉、豆浆、牛奶与蜂蜜水混合，搅匀即可。

功效：香蕉豆奶清醇香甜，有润肠通便之功效。

11. 虾皮烧菜心

原料：虾皮100克，青菜心400克，笋5克。

调味料：高汤、盐各适量。

做法：青菜心切成长段，笋洗净切片；虾皮用水浸洗干净。锅中油烧至六成热，把青菜心倒入锅中翻炒，翻炒10分钟后加入笋片、虾皮和盐再炒一会儿，加入高汤，用中火烧约5分钟即可。

功效：促进产妇体质恢复。

12. 凉拌海带芽

原料：海带芽400克，金针菇、枸杞各50克。

调味料：盐适量。

做法：将干海带芽用水泡开，用热水氽烫捞出凉凉。枸杞放入锅中蒸5分钟，金针菇用热水煮软捞出。将所有原料加入盐拌匀即可。

功效：此菜热量低，又有饱足感，是月子中爽口开胃的极佳选择。

13. 西红柿烧豆腐

原料：西红柿400克，豆腐300克。

调味料：葱花、盐各适量。

做法：西红柿洗净切片，豆腐切成方块，锅中热油爆香葱花，再放入西红柿翻炒出汁，然后加入豆腐、盐，翻炒几下即可。

功效：豆腐可降低胆固醇，强化骨质。西红柿可预防衰老。

14. 黑豆芝麻豆浆

原料：黑豆150克，糯米150克，黑芝麻150克。

做法：干黑豆预先浸泡好，将干糯米、黑芝麻和泡好的黑豆洗净，放入料理机中料理即可。

功效：调中下气，活血，解毒，利尿明目，滋养肝肾，润燥滑肠。

15. 鲜蘑炒豌豆

原料：鲜口蘑300克，豌豆200克。

调味料：盐、酱油各适量。。

做法：豌豆洗净，鲜口蘑择去根蒂洗净切成小丁，锅中热油放口蘑和豌豆煸炒，加酱油和盐调味，用旺火快炒，待口蘑和豌豆粒熟时即可食用。

功效：利小便，解疮毒，通乳。

16. 拌肉丝菠菜

原料：瘦肉丝100克，菠菜300克，胡萝卜150克。

调味料：香菜、醋、盐、蒜泥各适量。

做法：菠菜洗净开水焯一下捞出，用手轻轻攥去水分，切成段入盘。胡萝卜切成细丝开水焯一下，捞出控去水分，放菠菜段上。香菜切成末，放在菠菜段上。将猪肉切成细丝，备用。锅内放入油，油热下肉丝快速煸炒，加入花椒面、酱油，出锅倒入盘里。将醋、盐、蒜泥加入，调拌均匀，即可

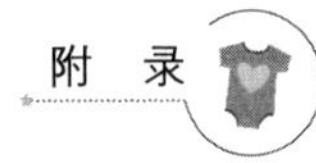

食用。

功效：菠菜中含有大量胡萝卜素。可以补充人体的气血，平衡身体酸碱，清理肠道。

17. 糙米饭

原料：糙米适量。

做法：煮法和白米饭的煮法一样，多加些水。

功效：提高人体免疫力，促进血液循环，消除沮丧烦躁的情绪，降低血糖，预防心血管疾病、贫血症、便秘等疾病。

18. 油饭

原料（五日份）：糯米、去柄香菇、胡萝卜、五花肉、虾米各适量。

调味料：带皮老姜适量，麻油适量，水 1000 毫升。

做法：糯米用水洗干净，滤干。将洗过的糯米加入冷水中泡 8 小时后沥干，泡过的水要另外置于容器内备用，不要倒掉。水需没过糯米。将去柄香菇和虾米泡进刚才剩下的水中。香菇泡软后切丝。带皮老姜与五花肉、胡萝卜都切成粗丝。锅加热后放入四大匙麻油，将老姜炒成浅褐色。加虾米、香菇、五花肉、胡萝卜，炒香取出。锅内重新加热，放三大匙麻油，加热，下糯米炒到有黏性时，再加入其他原料一起炒。将炒好的原料装进蒸锅，加泡过香菇、虾米的水，分量盖过所有原料，蒸熟就可以吃了。

功效：糯米含有丰富的钙、铁、蛋白质、B 族维生素，可治疗产后贫血症状。

（四）荤菜类

1. 大枣炖猪心

原料：红枣 6 颗，黑枣 4 颗，枸杞 5 克，猪心 50 克。

做法：猪心切片，用沸水汆烫过备用。红枣、黑枣、枸杞洗净，加 500 毫升水，隔水炖煮约 30 分钟，再放入汆烫好的猪心后继续炖 10 分钟即可。

功效：猪心具有强心作用，有贫血、手脚容易冰冷等问题的人，可以多吃猪心来改善症状。

2. 黑豆炖排骨

原料：黑豆 20 克，排骨 80 克。

做法：排骨用沸水汆烫过，黑豆洗净。在锅内放入黑豆和排骨，再加500毫升的水，隔水炖煮约1个半小时即可。这道汤无须添加任何调味料，汤汁喝起来十分清香鲜美。

功效：黑豆可以起到补肾、黑发的作用，对于月子掉发起到缓解作用。

3. 山药炖排骨

原料：排骨50克，山药20克，枸杞10克。

做法：排骨洗净，用沸水汆烫过。枸杞洗净，山药去皮，切片。锅内加入500毫升的水，再放入所有原料，盖上保鲜膜后，隔水炖煮1个半小时即可。

功效：益气健脾肾利湿气。

注意：由于排骨都会带有血水，所以烹调时不经油炸处理的，都必须汆烫去除血水，这样才能防止汤汁混浊。

4. 黑豆炖素排

原料：素排骨20克，黑豆20克，老姜20克。

做法：黑豆洗净，老姜拍碎，素排骨泡开后挤干水分备用。锅内放入黑豆、姜及500毫升的水，用小火煮至黑豆软化，再加入素排骨继续煮10分钟即可。

功效：黑豆的含铁量比一般豆类高，还有丰富的钙、磷、维生素B_1、维生素B_2，对于体弱的人具有极佳的滋补功能。

5. 当归大枣鸡

原料：当归10克，红枣5颗，鸡腿肉60克。

做法：鸡腿肉洗净、切块、放入沸水中汆烫一下。将当归、红枣、鸡肉放入锅中，再加入400毫升的水，盖上保鲜膜后隔水炖煮1小时即可。

功效：补血活血，润肠通便。

注意：要用来炖汤的鸡，最好选用土鸡，因为土鸡的肉质结实。但如果要红烧或白切，则适合选用土鸡。肉鸡肉质软嫩，比较适合用来炒和炸。

6. 首乌炖排骨

原料：何首乌20克，排骨100克。

做法：何首乌洗净，排骨洗净，以沸水汆烫过。将何首乌和排骨一起放入汤碗内，盖上保鲜膜后，放入锅内隔水炖煮约1个半小时即可。

功效：何首乌的味道较苦，且带点儿甘涩味，但性质温和，可用来治疗腰膝酸软等症状。

7. 金针炖排骨

原料：金针菜（黄花）20 克，排骨 50 克，姜丝少许。

调味料：盐 1/4 小匙。

做法：金针菜洗净，泡软，切去老根，排骨用沸水汆烫过。在碗中放入所有原料，隔水炖煮约 1 个半小时后，加入少许盐调味即完成。

功效：金针菜具有降胆固醇和安神的作用，是最具代表性的健脑食品，对于产后少乳，也具有改善的功效。

8. 麻油炒猪肝

原料：猪肝 200 克，老姜（连皮一起切片）适量。

调味料：麻油。

做法：猪肝用水洗净，切成 1 厘米厚度；姜用小火麻油炒香，四边卷起，呈浅褐色。麻油大火加热，再放下猪肝，用大火快炒。

功效：有补肝、明目、养血的功效。

注意：猪肝适宜早、中餐吃，以上分量可以分 3~4 次吃完。

9. 麻油鸡

原料：老母鸡 1 只，鸡的头、尾、脚都要一起烹煮，不可丢弃。每 100 克的鸡肉，要老姜 10 克、麻油 10 毫升，依此类推。

做法：锅加热，麻油倒入，油热后，加入切片的老姜（不削皮），直到出香味但姜没有焦为止，把姜移至锅的一侧，把切块的全鸡放入锅中炒，直到鸡肉七分熟后，把备好的水由锅的四周往中间淋，全部倒入后，盖盖煮，水开了，即转为小火，再煮 30~40 分钟就好。

功效：产后 3 周吃，滋阴补血，驱寒除湿，温中益气，补虚填精，健脾胃，活血脉，强筋骨。

10. 花生猪蹄

原料（三日份）：花生、猪蹄、带皮老姜各适量，去柄香菇 15 克，水 2500 毫升，麻油 80 毫升。

做法：香菇在 10 倍量的水里泡软，切丝待用。花生放入水中滚开，去膜，去芽。麻油加热，放老姜爆透。猪蹄放入锅中炒到外皮变色。放入花生炒一会儿，再把猪蹄和老姜放入，最后加香菇及水。加盖烧滚，慢火炖约8小时（可酌减）。

功效：在产后第三周可以食用，通络下乳，适用于奶水不足者。

11. 土鸡炖山药

原料：母鸡1只，黄芪30克，党参15克，山药150克，红枣15克，黄酒50克。

做法：将母鸡洗净，其他原料置入鸡肚，在山药上浇黄酒50克，隔水蒸熟。2天内吃完。

功效：用于脾胃虚弱，缺乳少乳者。

12. 熘炒黄花猪腰

原料：猪腰子500克，黄花菜50克。

调味料：姜、葱、蒜、盐各适量。

做法：将猪腰子剖开，去筋膜臊腺，洗净，切块。起油锅，待油至九成热时放姜、葱、蒜及腰花爆炒片刻。猪腰熟透变色时，加黄花菜及盐、糖适量，煸炒片刻，加水、生粉勾芡。

功效：有补肾通乳作用。

13. 花生炖猪脚

原料：猪蹄500克，花生250克，生姜10克。

做法：猪蹄洗净斩块，花生用清水浸透，生姜切片。锅内加水烧开，放入猪蹄稍煮片刻，去清血污，捞起待用。取炖盅一个，将猪蹄、花生、姜片、绍酒一起放入盅内，加入清水，用中火炖约3小时，调入盐即成。

功效：花生性平味甘，能养血、催乳、增乳。猪蹄可养血通络增乳，适用于产后血虚体弱、乳汁不足者食用，每日1次。

14. 黄花炖瘦肉

原料：干黄花菜（又名金针菜）25克，瘦猪肉250克。

做法：将原料加水煮或炖至熟烂后做菜佐餐。也可用同量的黄花菜与猪蹄，同煮食用。

功效：清热平肝、润燥、止血。必须用干黄花菜与猪肉或猪蹄同炖、煮才有通乳之效。

15. 酒蒸虾

原料：鲜虾300克，黄酒60克。

调味料：葱、姜各适量。

做法：将葱去须及老黄叶，清洗干净，切成葱花；姜去外皮，洗净，切成细丝。将虾洗净，剪去须脚，沥干水分，拌上黄酒、盐、清水、姜丝、葱花，上笼后大火蒸10~15分钟，即成。

功效：此菜含蛋白质、脂肪、钙、磷、铁、维生素A以及维生素B_1、维生素B_2、烟酸等多种营养成分，具有温补肾阳，养血通乳的功效，适用于妇女产后肾虚乏力、乳少、乳汁不通等症。

16. 海带炖肉

原料：水发海带250克，五花肉150克。

调味料：花生油、白糖、酱油、葱、姜、大茴香、鸡汤各适量。

做法：将海带洗净，切成2厘米见方的块；把猪肉洗净，切成2厘米见方的块；葱去皮洗净，切成段：姜洗净，切成片。锅置火上，倒入花生油，油七成热时，放入肉片翻炒，炒至肉变色时放入酱油、白糖、葱段、姜片、大茴香，翻炒一下，添汤，汤沸时，撇去浮沫，加入海带，锅再开时改用小火炖至肉烂熟，捞出里面的葱、姜、大茴香，盛入盘中即可。

功效：此菜含有丰富的肉类蛋白质、脂肪；海带中钙、铁、碘含量尤为丰富，是防治贫血、钙缺乏的良好食物资源，对产后恢复健康极为有利。

17. 花生煮鸡脚汤

原料：鸡脚10只（约重200克），花生米50克。

调味料：料酒5克，姜片、盐各3克，味精1克，鸡油10克。

做法：将鸡脚剪去爪尖，清水洗净。将花生米放入温水中浸泡半小时，换清水洗净。把锅洗净，加入清水适量，置于火上，用旺火煮沸，放入鸡脚、花生米、料酒、姜片，锅加盖，煮2小时后，将盐、味精放入，文火焖煮一会儿，淋上鸡油，即成。

功效：补气补血。

18. 清炒猪肝

原料：猪肝300克，带皮老姜若干。

做法：猪肝洗净切成片，带皮老姜切片。锅中热油爆香姜片，放猪肝用大火炒至变色。最后加米酒煮开即可。

功效：趁热食用清炒猪肝，有助于排出恶露。

19. 莲子薏仁炖猪排

原料：莲子100克，薏仁100克，猪排200克。

调味料：姜片、葱段各适量。

做法：莲子薏仁洗净入干锅炒香后捣碎，加适量清水熬煮，取汁待用。排骨洗净切成小块，姜片和葱段洗净。将排骨、姜片和葱段放入煮锅内，加入莲子薏仁汁煮至七成熟，加冰糖后用文火炖1小时至汁收浓，再加盐调味即可。

功效：莲子有补脾、养心、补虚等功效。薏仁能消除体内淤血。猪排骨有补脾益气、润肠胃、泽皮肤的功用，这道菜很适合刚生产的产妇食用。

20. 栗子黄焖鸡

原料：栗子200克，鸡肉200克。

调味料：葱段、姜片、黄酒、盐、糖各适量。

做法：鸡肉剁块用淀粉和盐拌匀，入油锅炸至金黄色盛出，栗子去皮，过油炸至皮紧。锅留底油爆香葱段、姜片，再加入鸡块、栗子、水、黄酒、盐、鸡精和糖，用中火煮25分钟，待鸡汁浓时，拣出葱段和姜片，用淀粉勾芡即可。

功效：能促进恶露的排出及子宫的复原。

21. 核桃炒猪腰

原料：核桃150克，猪腰300克，西芹200克，枸杞适量。

调味料：姜、盐、糖、香油各适量。

做法：猪腰切成丁用黄酒腌渍，枸杞用水泡透，西芹切丁儿，姜切小片。锅中烧开水后放入猪腰丁儿，用中火氽烫，倒出洗净；另锅热油放西芹丁儿、姜片和枸杞炒至快熟时加入猪腰丁儿，然后调入盐和糖，用淀粉勾芡并淋入香油，最后加入熟核桃仁即可。

功效：此菜可滋补肝、肾，强腰壮体，有助于改善排恶露时腰酸背痛的症状。

22. 肉末蒸蛋

原料：肉末100克，鸡蛋2~3个。

调味料：盐、葱末、酱油各适量。

做法：将鸡蛋打入碗内搅散，放入盐、清水（适量）搅匀，上笼蒸熟。

选用三成肥、七成瘦的猪肉剁成末儿。锅放炉火上，放入食油烧热，放入肉末，炒至松散出油时，加入葱末儿、酱油及水（适量）。淀粉用水调匀勾芡后，浇在蒸好的鸡蛋上面即成。

功效：鸡蛋及猪肉均有良好的养血生精、长肌壮体、补益脏腑之效，尤其是维生素 A 含量高，除对产妇有良好的滋补功效外，对维生素 A 缺乏症也有很好的治疗作用。

以上月子餐食谱仅供参考，产妇应结合自身体质，合理膳食。

二、婴幼儿不同时期发育特征表

年龄	体格发育	饮食	认知能力	情绪情感	语言	精细动作	大动作	社会行为	预防接种
新生儿	体重：2.6~4.1千克 身长：47~53厘米	按需哺乳，24小时哺乳不少于8次，不必给孩子添加其他食物或液体	听声音有反应，能看清距眼睛20厘米的物体，对压力、冷热有反应，有嗅觉，不喜欢苦酸味	不舒服时哭闹，哭时无泪	发出喉音	摸他的手心，会紧握拳	有握持、觅食、吮吸、吞咽、交叉伸腿等条件反射。竖抱时，头能竖立几秒钟		接种卡介苗、乙肝疫苗第一针
1个月	体重：3.8~6.0千克 身长：52~61厘米	按需哺乳，24小时哺乳不少于8次，不必给孩子添加其他食物或液体	可追视距眼睛20厘米左右的运动物体	听到悦耳的声音能停止啼哭	发出细小的“啊”“噢”的喉音	握持笔杆2~3秒	俯卧，头抬离床面2秒钟	与妈妈对视超过3秒钟，引逗会微笑	足月接种乙肝疫苗第二针

续表

年龄	体格发育	饮食	认知能力	情绪情感	语言	精细动作	大动作	社会行为	预防接种
2个月	体重：4.6~7.6千克 身长：52~65厘米	按需哺乳，24小时哺乳不少于8次，不必给孩子添加其他食物或液体	追视玩具超过90度，爱注意大玩具	仔细分析哭声，可以区分出哭闹原因	发出“啊”“噢”的声音	能握物几秒钟	俯卧时头能抬离床面	看见妈妈会主动微笑，会笑出声来	足月口服脊髓灰质炎活疫苗
3个月	体重：5.2~8.5千克 身长：55~65厘米	按需哺乳，24小时哺乳不少于8次，不必给孩子添加其他食物或液体	眼睛追着彩色气球看，喜欢自己的小手	哭的时间明显减少	发出响亮的笑声和“咯咯、咕咕”的声音	手渐渐松开，双手能握在一起，开始玩手，有意识抓东西	竖抱时头稳定，俯卧时，头、下颌、肩能离开床面	喜欢看妈妈的脸并会笑，听见声音就高兴	足月第二次口服脊髓灰质炎活疫苗，接种百白破第一针
4个月	体重：5.7~9.0千克 身长：60~69厘米	按需哺乳，24小时哺乳不少于8次，混合喂养的孩子开始添加辅食	眼睛能看4~7米远，能长时间注意物体，对移动的东西感兴趣，转动头部寻找声源	哭的次数减少，不会无故哭闹	和他说话，他会咿呀作答	大拇指和食指相对抓住玩具、摇动，喜欢抚弄双手，将手放入嘴里	俯卧时，头和肩能抬到90度，能转头看周围	能认出妈妈以及妈妈的东西、气味	足月第三次口服脊髓灰质炎活疫苗，接种百白破第二针

续表

年龄	体格发育	饮食	认知能力	情绪情感	语言	精细动作	大动作	社会行为	预防接种
5个月	体重是出生时的2倍 身长： 61~71厘米 头围约43厘米	开始添加辅食，喂母乳后喂辅食每天1~2次	注视掉落的物体和玩具，喜欢藏猫猫，喜欢照镜子，看电视听到名字会注视	对着镜子里的自己笑	咿呀学语，自言自语，学妈妈说话	能伸出手抓玩具，但不够精确，爱将玩具放在嘴里	开始翻身，坐时背竖立，帮助能站立	认识妈妈，害怕陌生人，看见人会发音	足月接种百白破第三针
6个月	体重： 6.5~10.5千克 身长： 63~74厘米 长出上切牙	坚持母乳喂养，每天加3次辅食，包括：米粉、果泥	会找掉落的玩具，会用手指指玩具，叫名字有反应	别人拿走玩具就哭	能讲清楚个别字节	爱撕纸片，爱将玩具从一只手倒到另一只手，扔、摔东西	俯卧、仰卧都能翻身，能坐稳	爱玩藏猫猫，喜欢和别人一起玩，别人拿走玩具会生气，害怕陌生人	足月接种乙肝疫苗第三针，A群流脑疫苗第一针

续表

年龄	体格发育	饮食	认知能力	情绪情感	语言	精细动作	大动作	社会行为	预防接种
7个月	长出下切牙	能吃固体食物，如烤馒头片、饼干等，增加动物性食物的量和品种，如肉末儿、肝泥	听到爸爸的声音会将头转向爸爸，开始有前后感，对名字有反应	看见爸爸妈妈要求抱	发出欢叫、尖叫声，发出爸爸、妈妈声	能稳握杯子和食物，熟练倒手、敲打玩具	卧位时一手可支撑起身体，扶步时宝宝的膝关节微曲，做蹬跳动作	能单独玩一会儿，爱对镜子里的自己微笑，容易转哭为笑，见熟人要求抱	
8个月	体重： 7.0~11.2千克 身长： 66~77厘米 上颌长出旁切牙	哺乳次数可减少至每天3次，奶量不小于600毫升，辅食多样化，包括粮食、蛋、豆、肉类、蔬菜、水果等	眼手协调性增加，能一下拿到想要的东西，懂得寻找掉落的玩具，了解“不”的含义	会推掉自己不要的东西	模仿别人说出“dadada-da”	双手都可拿玩具，用拇指和其他手指拿物体	单独稳坐，扶立时腿能负重，开始爬行	对陌生人表示怕羞、拒绝，担心妈妈消失，爱躲猫猫	足月接种麻疹活疫苗第一针

续表

年龄	体格发育	饮食	认知能力	情绪情感	语言	精细动作	大动作	社会行为	预防接种
9个月	体重较上个月增加0.3千克 身长较上月增加1.3厘米 下颌长出旁切牙	中餐、晚餐以辅食为主	喜欢重复，出现偏爱用一只手，能听懂日常用语，观察物体不同的颜色和形状	听到表扬，会重复动作	喜欢重复单词，学会用语言索物	会将玩具放在杯子或盒子内，再拿出，重复该动作	拉起能站立，扶家具能自己坐下，腹部着地爬行	爱照镜子，会挥手“再见”，会拍手“欢迎”，对别人拿东西表示强烈抗议，妈妈责备会哭	A群流脑疫苗第二针
10个月	体重： 7.4～11.7千克 身长： 69～79厘米	每天喂两三次奶就行了，三顿正餐，上下午加水果点心，逐渐增加辅食的量，为断奶做准备	开始双手拿物体并进行比较，对细小的物体或物体细小部位感兴趣，理解单个词，喊时回头，爱模仿	能听懂、服从大人的命令，懂得“不”的含义	有目的地喊爸爸、妈妈	用拇指和食指试探戳、扯、拉东西，食指涂写，穿衣时手、脚配合	可从坐变成俯卧位，或从俯卧位变成坐位，爬阶梯，推车走	喜欢与人交往，看见陌生人害羞，喜欢重复游戏	

续表

年龄	体格发育	饮食	认知能力	情绪情感	语言	精细动作	大动作	社会行为	预防接种
11个月	体重较上月增加0.24千克 身长较上月增加1.1厘米 出牙5~7颗	每天喂两三次奶就行了，三顿正餐，上、下午加水果点心，逐渐增加辅食的量	听名称指物体，对书和简单、漂亮的画感兴趣，模仿别人的动作	随着音乐的节拍拍手、摇晃等	理解一些词语，开始说“不”和简单的动词	从容器中拿、放物体，能更精细地翻书	扶家具能行走，单独站立片刻	开始有独立性，拒绝他人的抱或扶，不喜欢独处	
1岁	身高： 男74.6~80厘米 女72.1~78.7厘米 体重： 男9.12~11.2千克 女8.47~10.5千克 头围： 男45.2~47.8厘米 女44.2~46.6厘米	基本上过渡到以主、蛋奶、蔬菜、鱼为主的混合饮食，每天喝奶不少于600毫升	有一些记忆，如玩具，对音乐有反应，喜欢节奏强的音乐，能找到藏着的玩具，搭积木1~2块，会盖瓶盖	如点头、摇头表示愿意和不愿意	除妈妈爸爸外还会说出2~3个字的语言	用勺吃东西仍需要帮忙，用蜡笔画画，能将笔插入圆孔内	独走几步，坐着转身，独站10秒以上	用哭引起注意，会表示愤怒、害怕和妒忌等，爱炫耀，开始出现倔强，但听从妈妈劝阻	满一岁接种麻疹活疫苗加强针，百白破疫苗加强针，口服脊髓灰质或加强疫苗，乙脑疫苗初次两针，要求间隔7~10天

续表

年龄	体格发育	饮食	认知能力	情绪情感	语言	精细动作	大动作	社会行为	预防接种
1岁半	身高： 男 79.6~85.8 厘米 女 78.7~84.5 厘米 体重： 男 10.06 ~ 12.44 千克 女 9.54 ~ 11.76 千克	每天三餐两点，早晚喝两次奶	不断探索新事物，但注意力很短，按要求指出鼻子、眼睛、头发，能认出自己的东西	别人拿他的玩具，护着不给	叫出玩具名称，指出玩具所在位置，常常一次拿很多东西	叠 3 ~ 4 块积木，爱用勺，爱用力乱涂，拉玩具走，会脱手套、袜子	扶阶梯上台阶，会跑，很少摔倒，会倒走	说“再见”，受挫折时发脾气，开始出现依恋或爱吮吸手指，对周围的变化表示反对	
2岁	有 12 颗牙萌出 身高： 男 82.7~95.6 厘米 女 81.7~94.5 厘米 体重： 男 11.05 ~ 15.3 千克 女 10.31 ~ 13.66 千克	每天三餐两点，早晚喝两次奶	开始认识到自己的能力有限，记忆力加强，注意力集中时间延长	短时间离开爸爸妈妈不哭	能唱简单的儿歌，迅速说出自己的名字	叠 6 ~ 7 块积木，一只手扶杯喝水，用勺，会穿珠，会用蜡笔画直线，一页页翻书	步态稳，能走或跑，能从地上拾起东西不掉落，会下蹲，踢球，上下楼梯	爱表现，对自己独立完成工作感到骄傲，游戏中会模仿动作	满 2 岁接种乙脑疫苗加强针

续表

年龄	体格发育	饮食	认知能力	情绪情感	语言	精细动作	大动作	社会行为	预防接种
2岁半	身高： 男 87~100 厘米 女 85~98.5 厘米 体重： 男 11.27 ~ 16.3 千克 女 0.70 ~ 15.75 千克 有 20 颗乳牙	每天三餐两点，早晚喝两次奶	喜欢汽车，知道自己的全名，认识 4 种颜色	会表达自己的意见，爱发脾气	开始知道颜色		会跳，用脚尖走路，可独站一会儿	喜欢和小朋友一起做游戏	
3岁	身高： 男 90~103.5 厘米 女 89.5 ~ 102.5 厘米 体重： 男 11.80 ~ 17.60 千克 女 11.50 ~ 16.90 千克	每天三餐两点，早晚喝两次奶	认识 4 ~ 6 种颜色，有数字概念。认识不同的形状，模仿图片中动作，理解性别，知道爸爸妈妈的名字	乐于助人，不常发脾气，发脾气时间短	会 900 个左右的词汇，说话流利，爱自言自语，会唱简单儿歌	自己吃饭，刷牙，叠 9 ~ 10 块积木	两脚交替上下楼梯，能跳上台阶	知道等待，但没有耐心，害怕黑暗，比较讲道理，爱玩过家家游戏	满三岁接种乙脑疫苗加强，A 群流脑疫苗第三针

三、常见问题答疑

编者选取了50个母婴护理常见问题,并录制了视频解答。扫描二维码,即可观看。

有问有答

1.月嫂职业暴露危害有什么,如何预防?
2.如果客户是乙肝患者,你该怎么防护?
3.怎样识别床头卡?
4.遭遇感染艾滋病毒的产妇,你该怎么防护?
5.幽门螺旋杆菌阳性该怎么防护?
6.产后天大的“屁事”是什么?
7.产后便秘,原因有哪些呢?
8.产妇为什么要重视产后排尿?
9.产后漏尿怎么办?
10.婴儿各个阶段的便便,什么样才是正常的?
11.如何通过观察宝宝的大便来了解宝宝的健康情况?
12.攒肚和便秘的区别是什么?
13.攒肚的宝宝该怎么护理?
14.新生儿也会便秘吗?
15.怎样判断宝宝便秘?
16.便秘的宝宝该怎么护理?
17.宝宝的10种绿便,如何来分辨(上)?
18.宝宝的10种绿便,如何来分辨(下)?
19.新生儿出生多久排尿一次?一天正常尿量多少怎么判断?
20.宝宝屁里藏的秘密你知道吗?
21.什么是呛奶后的黄金4分钟如何
22.如何给宝宝做肚脐护理?

23.“蜡烛包”真的过时了吗?

24.怎样判断新生儿肺炎?宝宝吐泡泡就是肺炎吗?

25.新生儿多久开始补钙?

26.枕秃就是缺钙吗?

27.新生儿不需要枕头,那到底什么时候用呢?

28.小儿吐奶和溢奶最常见,怎样做能改善?

29.什么是新生儿红臀?

30.婴儿湿疹如何预防?

31.婴儿湿疹家庭怎样护理?

32.宝宝出生不久,乳房大大的,好像还有小肿块儿,会不会是乳房发育了?

33.不能对新生宝宝做的7件事是什么?

34.宝宝睡觉总是一惊一乍的,有时候下巴颏还哆嗦,是被吓到了还是缺钙了?

35.什么是肠绞痛?

36.刚出生的新生儿,为啥都是大肚子?是正常还是畸形?

37.新生儿长的马牙和鹅口疮有什么区别?

38.什么是螳螂嘴?

39.家庭护理中,如果宝宝便秘了,可以给他服用益生菌缓解吗?

40.什么是新生儿黄疸?

41.新生儿黄疸在家庭中如何护理?

42.为什么说胎儿在肚子里24小时,胜似世上10天?

43.产妇产后前三天,要适量多吃盐吗?

44.产后第一天咬牙做的五件事是什么?

45.孕后期的准妈妈如何分辨自己漏尿还是破水?

46.为什么产后180天是瘦身的黄金期?

47.准妈妈生产住院待产包里不需要的的鸡肋物品是什么?

48.剖宫产的产妇,月子怎么护理?

49.剖腹产的产妇产后排气的饮食需要注意什么?

50.怎么给刚生完宝宝的新妈妈做月子餐?

图书在版编目（CIP）数据

高级母婴护理师培训教材 / 全国现代家政服务岗位培训专用教材编写组编. —3版. —北京：中国工人出版社，2023.8
ISBN 978-7-5008-8043-1

Ⅰ. ①高… Ⅱ. ①全… Ⅲ. ①产褥期－妇幼保健－技术培训－教材 Ⅳ. ①R714.61

中国国家版本馆CIP数据核字（2023）第161922号

高级母婴护理师培训教材（第3版）

出版人	董宽
责任编辑	魏可
责任校对	张彦
责任印制	栾征宇
出版发行	中国工人出版社
地址	北京市东城区鼓楼外大街45号 邮编：100120
网址	http://www.wp-china.com
电话	（010）62005043（总编室） （010）62005039（印制管理中心） （010）62046408（职工教育分社）
发行热线	（010）82029051 62383056
经销	各地书店
印刷	天津中印联印务有限公司
开本	710毫米×1000毫米 1/16
印张	13.75
字数	216千字
版次	2023年10月第1版 2023年10月第1次印刷
定价	45.00元

本书如有破损、缺页、装订错误，请与本社印制管理中心联系更换